医院诊疗资源配置和应急管理规范研究

——以北京地区感染性疾病为例

郭默宁 主编

清華大学出版社
北 京

图书在版编目（CIP）数据

医院诊疗资源配置和应急管理规范研究：以北京地区感染性疾病为例 / 郭默宁主编 .—北京：清华大学出版社，2022.10

ISBN 978-7-302-62085-3

Ⅰ . ①医… Ⅱ . ①郭… Ⅲ . ①医院—感染—资源配置—研究—北京 ②公共卫生—突发事件—疫情管理—研究—北京 Ⅳ . ① R197.323.4 ② R181.8

中国版本图书馆 CIP 数据核字（2022）第 195091 号

责任编辑：孙　宇
封面设计：吴　晋
责任校对：李建庄
责任印制：曹婉颖

出版发行：清华大学出版社
网　　址：http://www.tup.com.cn，http://www.wqbook.com
地　　址：北京清华大学学研大厦 A 座　邮　　编：100084
社 总 机：010-83470000　邮　　购：010-62786544
投稿与读者服务：010-62776969，c-service@tup.tsinghua.edu.cn
质量反馈：010-62772015，zhiliang@tup.tsinghua.edu.cn
印 装 者：涿州市般润文化传播有限公司
经　　销：全国新华书店
开　　本：165mm × 235mm　印　张：14　字　数：160 千字
版　　次：2022 年 11 月第 1 版　印　次：2022 年 11 月第 1 次印刷
定　　价：98.00 元

产品编号：098543-01

编 委 会

主 编

郭默宁（北京市卫生健康大数据与政策研究中心）

副主编

胡广宇（中国医学科学院卫生政策与管理研究中心）

王明刚（首都医科大学附属北京朝阳医院）

王　璐（首都医科大学附属北京佑安医院）

陈　吟（北京市卫生健康大数据与政策研究中心）

编 者

焦震宇（首都医科大学附属北京朝阳医院）

李　昂（北京市卫生健康大数据与政策研究中心）

谭　鹏（北京市卫生健康大数据与政策研究中心）

王　梅（北京市卫生健康大数据与政策研究中心）

王香真（北京大学公共卫生学院）

郝一炜（首都医科大学附属北京地坛医院）

曹欣昕（首都医科大学附属北京朝阳医院）

周　雪（首都医科大学附属北京朝阳医院）

杨　琳（首都医科大学附属北京朝阳医院）
王宏伟（首都医科大学附属北京朝阳医院）
刘　冰（首都医科大学附属北京朝阳医院）
孟　洁（首都医科大学附属北京朝阳医院）
张月宁（首都医科大学附属北京佑安医院）
张　强（首都医科大学附属北京佑安医院）
范丽娟（首都医科大学附属北京佑安医院）
张志丽（首都医科大学附属北京佑安医院）
刘　焱（首都医科大学附属北京佑安医院）
宋　健（首都医科大学附属北京佑安医院）
刘　源（首都医科大学附属北京佑安医院）
刘婉如（北京大学国际医院）
高摘星（北京市卫生健康大数据与政策研究中心）
刘晓宇（中国人民大学）

序

新型冠状病毒肺炎（coronavirus disease 2019，COVID-19）疫情是中华人民共和国成立以来遭遇的传播速度最快、感染范围最广、防控难度最大的重大突发公共卫生事件。为应对新冠肺炎全球大流行，各国采取了不同的防控策略。在我国，以习近平同志为核心的党中央始终坚持“人民至上、生命至上”，带领全国人民及时采取了一系列积极有效的防控举措，取得了疫情防控阶段性成效，充分体现了社会主义国家的制度优越性。

与此同时，对 COVID-19 的疫情防控，凸显了世界各国在突发公共卫生事件应急管理领域存在的诸多短板和问题，如何补齐短板、解决问题，不可回避且应尽快提出应对策略。为此，针对这些问题的系统性研究和深入探索，有助于为进一步健全与完善疫情防控和公共卫生应急体系提供更多可靠参考依据。

在此背景下，郭默宁研究员组织了国内在疫情防控方面具有较丰富经验的专家和青年学者，从理论、评价分析、案例总结多方面开展研究，内容涵盖诊疗能力评价、资源配置优化方案、“平战协同”管理机制。希望这本书可以帮助大家更好地了解北京地区感染性疾病诊疗资源配置和服务利用情况，也希望“突发公共卫生事件医院准备和响应行动方案系列管理指南”能成为同类医院规范应急管理流程的重要参考依据。

2022 年 5 月

为推进首都公共卫生应急管理体系建设，北京市卫生健康委员会于2021 年启动了首都卫生发展科研专项公共卫生项目，加大了对公共卫生研究的支持和联合攻关力度。该项目以首都卫生健康行业的实际需求为导向，以完善常态化疫情防控策略和应急保障体系、加快推进公共卫生应急和防治能力提升为研究目标，注重应用性和实用性。以此为契机，北京市卫生健康大数据与政策研究中心联合首都医科大学附属北京朝阳医院、首都医科大学附属北京佑安医院，共同申报了《北京地区感染性疾病诊疗资源配置优化和应急保障策略研究》项目，并获批立项资助（首发 2021-1G-3051）。

该研究立足于首都疫情防控的现实工作需要，从北京地区感染性疾病诊疗资源配置现况的分析梳理入手，充分发挥研究机构自身的数据资源和研究平台优势，通过定量与定性相结合的研究形式，既在区域层面关注宏观资源配置的优化问题，也在医院层面关注微观管理实践的机制建设，研究的系列产出紧扣首都卫生健康行业的实际需求。项目组成员将研究结果编撰成书，希望该课题的研究探索和本书的出版，能够为推进区域性公共卫生应急管理体系建设提供有益参考，为推动医院提升“平战结合”的公共卫生应急管理能力提供指导帮助，为保障人民群众生命安全和身体健康、维护首都安全作出贡献。

课题研究和书籍撰写过程中得到了许多医疗机构感染性疾病控制部门、医务部门管理人员、医院感染科临床专家以及科研院所等机构和部门的专家教授的大力支持，凝结着20余位课题组成员的辛苦付出，在此向各位专家、学者和课题组成员表示衷心感谢！由于研究水平有限，加上部分数据可得性受限，不足之处在所难免，敬请业内同仁和广大读者批评指正！

郭默宁

2022年5月

目 录

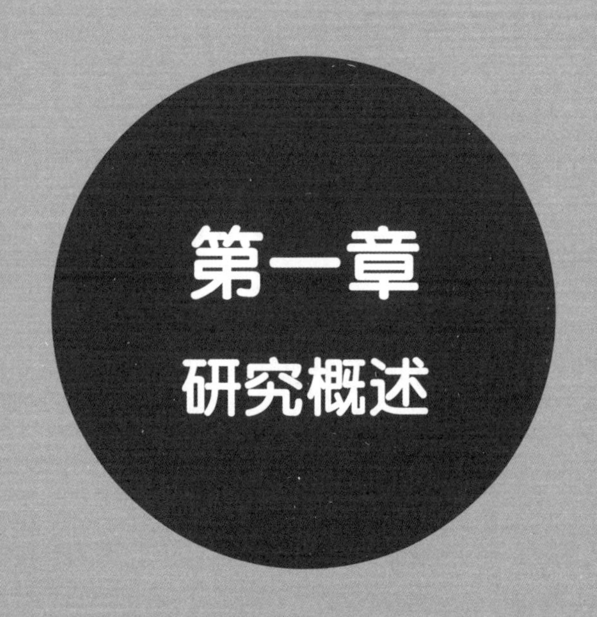

第一章 研究概述

一、研究目的

系统分析 2016—2020 年北京地区感染性疾病诊疗资源在各辖区和机构的配置现况，以及感染性疾病患者的服务利用情况，探索医院“平战结合”协同管理机制的实现形式。

二、研究方法

基于卫生健康统计法定报表采集的医疗卫生机构年报数据、卫生人力信息分析北京地区 16 个辖区和各医院的感染性疾病床位、人员配置情况及其时间变化趋势；基于住院病案首页现住址所在区、医疗机构所在区等信息分析感染性疾病住院患者的跨区就医流向特征；结合跨区就医分析和诊疗能力评价结果，识别感染性疾病诊疗资源配置的区域差异；采用专家咨询法，识别医院“平战结合”协同管理机制建设的可行领域，开发支撑机制建设的管理指南和实践案例。

三、研究结果

受COVID-19疫情影响，2020年全市各类医疗卫生机构门诊和住院服务量与正常年份的运营情况有较大差异，因此本研究纵向分析时主要对比2016年和2019年感染性疾病资源配置和服务利用相关数据，以反映其变化发展情况。与2016年相比，2019年北京地区感染性疾病诊疗资源与服务利用均呈增长趋势。专科医院感染性疾病实有床位数较2016年增加295张，执业（助理）医师数、注册护士数分别较2016年增长8.29%和0.06%，门急诊人次数和出院人次数分别较2016年增长8.06%和14.97%。

2019年，全市提供感染性疾病门诊诊疗服务的综合医院中，69.86%分布在城六区（东城区、西城区、朝阳区、海淀区、丰台区和石景山区），其中，海淀区最多（10家）；提供住院医疗服务的医院共72家，69.44%分布在城六区；除实有床位数较2016年增长23.45%外，执业（助理）医师数、注册护士数与2016年基本持平。在服务利用方面，2019年，综合医院感染性疾病门急诊人次数和出院人次数分别较2016年增长26.69%和15.95%。

与2016年相比，2019年全市16个辖区中，感染性疾病资源配置提升和下降的分别有8个区；服务利用增加的共13个区，下降的有3个区。从辖区资源配置和服务利用综合评价结果来看，2019年，全市16个辖区资源配置综合得分最高的为门头沟区，最低为怀柔区；服务利用综合得分最高的为朝阳区，最低的为延庆区。与全市平均水平相比，东城区、西城区和海淀区资源配置和服务利用均较高，房山区、顺义区、昌平区、大兴区、怀柔区、平谷区、密云区、延庆区资源配置和服务利用均较低。

与 2016 年相比，2019 年医院的感染性疾病的资源配置有 29 家医院有所增加，22 家医院资源配置下降，22 家与 2016 年持平。服务利用情况有 43 家医院较 2016 年有所提升，28 家医院服务利用降低，2 家与 2016 年持平。从各综合医院资源配置和服务利用综合评价结果来看，2019 年，资源配置综合得分较高的为北京大学人民医院、北京老年医院、中日友好医院；服务利用综合得分较高的为北京大学第三医院、首都医科大学附属北京潞河医院、北京大学人民医院。与全市平均水平相比，北京大学人民医院、首都医科大学附属北京朝阳医院、北京大学第一医院等 30 家医院资源配置和服务利用水平均较高；而北京市西城区展览路医院、北京市平谷岳协医院、北京市羊坊店医院等 28 家医院资源配置和服务利用均较低。

通过对郊区居民跨区就医流向特征分析发现，门头沟区（29.34%）、昌平区（23.34%）、通州区（21.94%）跨区就诊率较高；平谷区（5.49%）、怀柔区（6.60%）、房山区（9.24%）跨区就诊率较低。与全市平均水平相比，10 个郊区中，通州区资源配置低、服务利用高且跨区就诊率高，门头沟区资源配置高、服务利用低，且跨区就诊率高，另 8 个郊区均属资源配置低和服务利用低，但昌平区、顺义区和大兴区的跨区就诊率均较高。

在“平战结合”协同管理机制方面，本研究识别出组织体系、医疗救治、空间管理、人员装备管理、培训演练 5 个协同管理机制建设的可行领域，探索编制出 17 项规范性管理指南，及相应指南在医院管理实践中的应用案例。

四、主要结论和建议

结合各辖区区域特点、感染性疾病诊疗能力现况和跨区就医流向特征，本研究提出如下资源配置优化建议：一是合理规划医疗资源，优化存量，保证增量；二是增加投入，完善感染性疾病医疗资源配置；三是建立感染性疾病医疗资源配置动态调整机制；四是提升感染性疾病医疗服务综合能力，形成专业优势；五是加强卫生人力资源建设，提升诊疗水平；六是提升医疗机构管理水平，实行床位资源动态管理；七是加强跨区域协同，实现共同发展。

本研究通过专家研讨的形式确定了5个协同管理机制建设重点领域，并以标准化管理指南载体产出相应机制建设领域目标清晰和行动方案明确的规范化管理建议，整体内容具有适宜性、必要性、可行性及可推广性等优点，能够满足当前医院管理“平战结合”机制建设的现实需求，且已被应用于实践，并形成了较为成熟的案例，为同行提供了可操作、可借鉴的管理工具和参考依据。

郭默宁

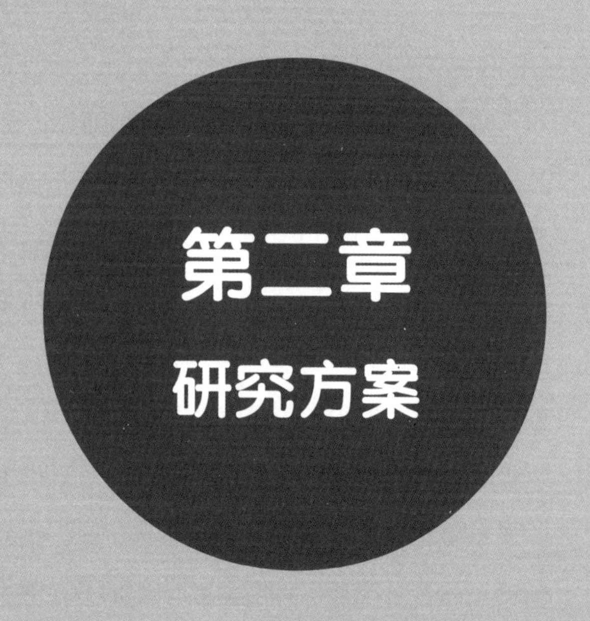

第一节 研究背景

感染性疾病（infectious diseases）泛指病毒、细菌、寄生虫、支原体等致病微生物通过不同方式侵入人体所引起的局部或全身性疾病，包括传染性疾病和非传染性的感染病[1]。感染性疾病的防控工作关系到人民群众的身体健康和生命安全，关系到经济社会发展和国家安全稳定。

改革开放以来，随着我国人民生活水平的提高，卫生防疫能力的不断加强和提高，我国法定传染病发病率明显下降，甲、乙类法定报告传染病发病率由 1980 年的 2079.79/10 万下降为 2019 年的 220.00/10 万[2]。传染病发病人数下降伴随着相关人群卫生服务需求的减少，2019 年北京市二级及以上医院传染病出院人次数[①]仅占总出院人次数的0.96%。尽管传染病的发病率呈逐年下降趋势，但威胁仍存在。2019年底新型冠状病毒肺炎（COVID-19）疫情，是近百年来传播速度最快、感染范围最广、防控难度最大的突发公共卫生事件。在以习近平同志为核心的党中央的坚强领导下，我国政府坚持以人民为中心，及时采取了一系列积极有效的防控举措，取得了疫情防控阶段性成效，充分体现了社会主义国家的制度优越性。COVID-19的大流行，暴露出世界各国在突发公共卫生事件应急管理领域存在的诸多短板和问题，并催生了关于如何有效应对疫情的系列科学问题。针对这些问题的系统性研究和探索，有助于为进一步健全与完善疫情防控和公共卫生应急体系提供更多可靠的参考依据。另外，近年来由于各种原因导致的耐药菌株不断增加、人口老龄化、人群免疫功能改变等现状，使得非传染性疾病发病率上升，治疗难度加大，对人民群众身体健康和生命安全具有潜在的严重威胁。因此，需综合对传染病和感染病进行分析，以全面了解感染性疾病的诊疗能力现状。

医院感染性疾病科是新发、突发传染病的首要救治科室，承担着传染病防治重任。2003年我国经历严重急性呼吸综合征（severe acute respiratory syndrome，SARS）疫情后，医院感染性疾病科的建设得到高度重视。2004年，原卫生部决定在全国二级以上综合医院建立感染性疾病科，提高二级以上综合医院对传染病筛查、预警和防控能力以及感染性疾病的诊疗水平[3]。由于感染性疾病科经济运营效率不高，该科室长期以来在部分医院有着被边缘化的现象，存在专科从业人员缺乏、诊疗能力不足、基础设施不够等问题[4-6]，在一定程度上影响了公立医院在新

① 传染病出院人次数统计口径：包括国际疾病分类（International Classification of Diseases，ICD）代码为A00至B99和U04的出院患者。

发和突发传染性疾病防控工作中的救治能力，尤其在新冠肺炎疫情早期，部分医院出现发热门诊人满为患、收治不及时、医护人员短缺等现象，充分暴露了这一问题的严重性和紧迫性。

北京市作为国际性的现代化大都市和京津冀协同发展的核心地区，常住人口总量大，人员流动性强，因此对传染病防治和疫情应对提出了更高要求。新冠肺炎疫情暴露出北京的传染病医疗救治资源相对不足，负压病房少，收治患者的独立病区缺乏，发热门诊设置水平有待提高等诸多问题。针对防控短板，北京市发布了《加强首都公共卫生应急管理体系建设三年行动计划（2020—2022年）》，明确优化传染病救治医疗资源配置及加强重大疫情防治重点专科建设。

医疗卫生资源规划的重要原则之一是“以健康需求和解决人民群众主要健康问题为导向，以调整布局结构、提升能级为主线”。在突发重大传染性疾病时，医疗卫生资源满足“战时”需求，关键在于“平时”的资源储备以及对提高突发事件应对能力在制度、流程、诊疗水平上的不断提升和完善。摸清“平时”状态下感染性疾病诊疗能力和资源配置情况，一方面，有利于在现有基础上进一步明确提升和优化方向，以不断满足群众的卫生服务需求；另一方面，可为突发情况下快速调动资源、及时进行防控提供重要保障。

综合上述考虑，本研究对感染性疾病“平时”状态的诊疗能力和资源配置开展研究，并基于“平时”状态和COVID-19背景下的“战时”状态归纳问题和要点，开展“平时”和“战时”转换和协同机制的研究。

第二节 研究设计

一、研究目标

本研究的总目标是通过分析和评价北京地区感染性疾病诊疗资源配置现状，明确本市感染性疾病诊疗能力和资源配置的短板与优势，为健全以感染性疾病诊疗体系为基础的公共卫生应急体系建设工作提出资源配置优化方案，以及适宜的“平战结合”管理策略建议。

具体目标有三个：一是构建感染性疾病诊疗能力评价模型，深入评价北京地区感染性疾病诊疗能力现状，总结问题；二是提出医疗资源存量调整和增量设置方案，为首都功能核心区医疗资源疏解和提高感染性疾病诊疗能力提供规划落地的可行性建议；三是探讨建立感染性疾病诊疗资源管理协同机制，构建“平战结合”的应急体系。

二、研究框架

本课题总体研究框架主要分为三个模块（图 2-1）：

模块一，北京地区感染性疾病诊疗能力评价。从资源配置和服务利用两个维度构建诊疗能力评价模型，分析北京地区感染性疾病资源分布、诊疗服务提供和利用，采用综合评价方法从辖区和医院两个层级分别横向比较感染性疾病诊疗能力差异，以及纵向变化趋势。

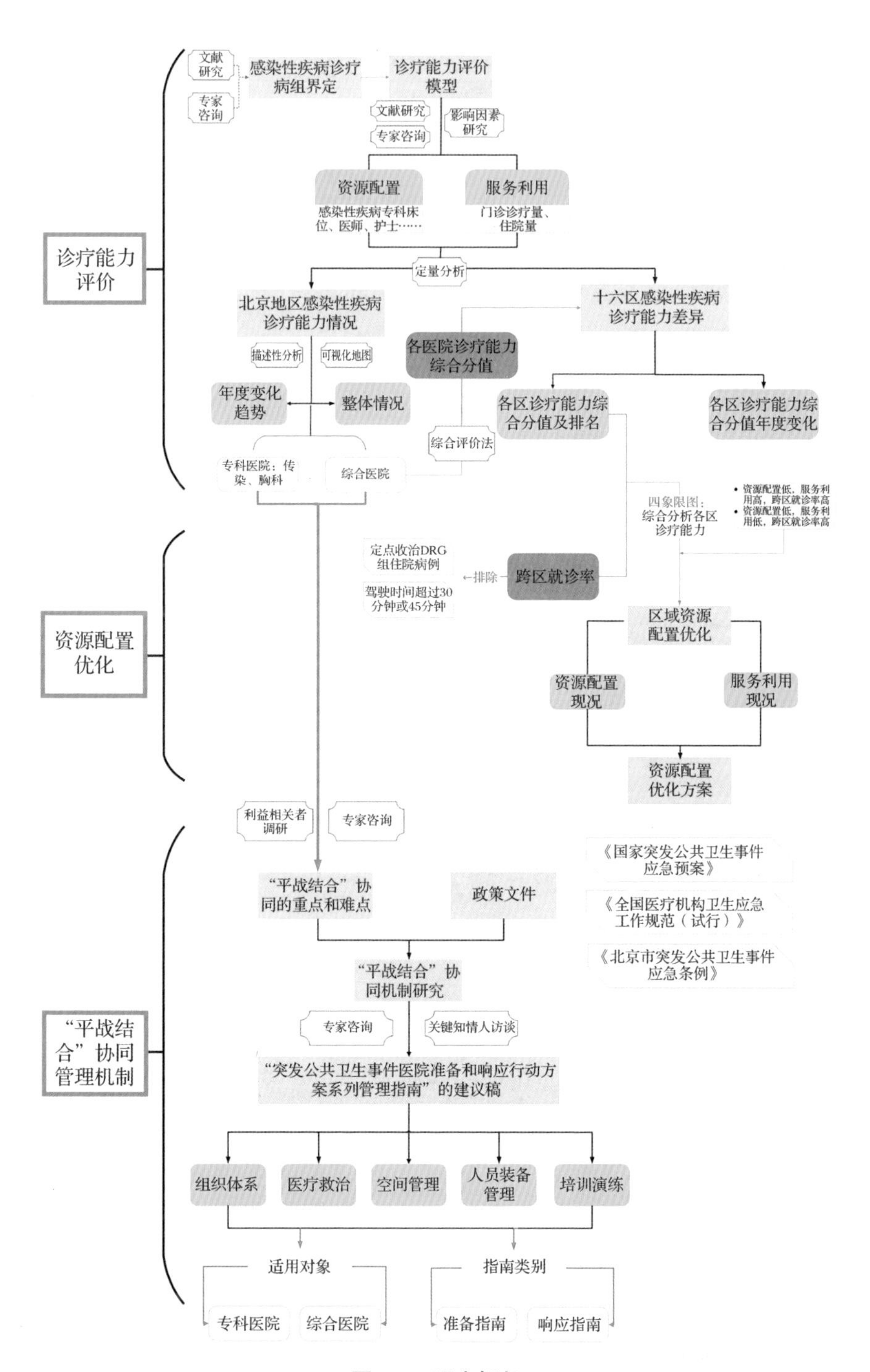

诊疗能力评价
文献研究
专家咨询
感染性疾病诊疗病组界定
诊疗能力评价模型
文献研究
专家咨询
影响因素研究
资源配置
感染性疾病专科床位、医师、护士……
服务利用
门诊诊疗量、住院量
定量分析
北京地区感染性疾病诊疗能力情况
描述性分析
可视化地图
年度变化趋势
整体情况
专科医院：传染、胸科
综合医院
各医院诊疗能力综合分值
综合评价法
十六区感染性疾病诊疗能力差异
各区诊疗能力综合分值及排名
各区诊疗能力综合分值年度变化
四象限图：综合分析各区诊疗能力
资源配置低，服务利用高，跨区就诊率高
资源配置低，服务利用低，跨区就诊率高
资源配置优化
定点收治DRG组住院病例
驾驶时间超过30分钟或45分钟
←排除
跨区就诊率
区域资源配置优化
资源配置现况
服务利用现况
资源配置优化方案
“平战结合”协同管理机制
利益相关者调研
专家咨询
“平战结合”协同的重点和难点
政策文件
《国家突发公共卫生事件应急预案》
《全国医疗机构卫生应急工作规范（试行）》
《北京市突发公共卫生事件应急条例》
“平战结合”协同机制研究
专家咨询
关键知情人访谈
“突发公共卫生事件医院准备和响应行动方案系列管理指南”的建议稿
组织体系
医疗救治
空间管理
人员装备管理
培训演练
适用对象
指南类别
专科医院
综合医院
准备指南
响应指南

图 2-1　研究框架

模块二，感染性疾病诊疗资源配置优化研究。在感染性疾病诊疗能力评价结果的基础上，归纳和总结北京市在感染性疾病防治投入中存在的问题、区域间资源布局和利用效率、区域内现有人员、医疗设备、经费、技术、信息等要素资源分布是否达到要求。从卫生服务需要角度对北京市感染性疾病诊疗资源短板、跨区域调整和布局进行研究，提出科学规划方案。

模块三，感染性疾病诊疗资源“平战结合”协同管理机制研究。深入调研和梳理北京市传染病医院、综合医院和其他专科医院的感染性疾病专科人才培养和储备以及应急处置和资源调动相关管理和保障机制，从“平战结合”角度，分析归纳现行管理模式的成功经验和不足之处，提出改善管理机制的建议策略，达到“平时”满足医院正常使用需求，“战时”可完成紧急调度的要求，为完善公共卫生应急体系建设、北京地区新冠疫情应急管理保障机制提供数据支撑和政策建议。

三、资料来源和研究方法

（一）研究对象

本课题研究对象包括北京地区二级及以上综合医院、传染病医院和胸科医院，内容涉及感染性疾病诊疗的基础条件和服务提供情况，从全市、辖区和医院三个层面进行描述和评价。传染病医院和胸科医院在《加强首都公共卫生应急管理体系建设三年行动计划（2020—2022 年）》《北京市医疗卫生设施专项规划（2020 年—2035 年）》等文件中具有清晰定位和明确发展要求，因此，本课题在全市层面的资源配置和服务利用评价时，包括北京地区二级及以上综合医院、传染病专科医院、胸科医院的资源配置和服务利用情况进行描述性分析，医院层面评价时则不对传染病专科医院、胸科医院这两种类型医院开展对比分析；辖区层面，由于传染性医院、胸科医院归属于全市层面统筹规划，因此辖区层面只纳入综合医院进行评价。

（二）资料来源

1. 定量资料

本研究定量资料主要用于分析北京地区感染性疾病诊疗能力和资源配置情况。数据源于北京市卫生健康统计调查报表，报表由北京市卫生健康大数据与政策研究中心依据《全国卫生资源与医疗服务统计调查制度》法定采集。数据涵盖的报表包括《医疗卫生机构年报表 – 医院类》（卫健统 1-1 表）、《医疗服务月报表》（卫健统 1-8 表）、《卫生人力基本信息调查表》（卫健统 2-1 表）、《住院病案首页》（卫健统 4-1 表）。

2. 定性资料

本研究定性资料主要用于“平战协同”管理机制的研究，该资料一是通过选取北京市部分综合医院、专科医疗机构以及典型地区开展调研获得，深入了解感染性疾病专科发展的现状和问题、诊疗资源保障和协调机制的建设情况和阻碍；二是通过专家咨询方式，整理深入了解各方对感染性疾病诊疗能力的认识、资源配置需求及规划方向建议等。

（三）研究方法

1. 文献研究法

广泛收集和整理有关卫生资源配置方法研究、诊疗能力评价方法学研究、感染性疾病资源配置规范等国内外论文、研究报告、政策法规等文献资源，对文献的有关理论、评价方法、规范要求进行分析，为模型指标选择、资源配置优化奠定理论基础。

2. 专家咨询法

专家咨询法是本研究的重要调查方法。本研究在感染性疾病专科病组评价范围、跨区就诊范围、诊疗能力评价模型、“平战结合”协同管理机制等过程中均引入专家咨询。

本研究专家入选标准包括以下三方面：一是长期从事医院管理、统计分析、政策研究、感染性疾病救治等工作；二是在专业领域具有丰富的经验，能对本研究评估提供客观的指导；三是具有高级专业技术职称。

3. 定量分析法

本研究主要在诊疗能力评价和资源配置优化两个阶段采用定量分析法。其中，诊疗能力评价采用描述性分析、综合评价和时空模型等分析方法；资源配置优化采用卫生需求测算方法。

4. 定性研究法

本研究在“平战结合”协同管理机制阶段主要采用定性研究的方法，通过深入访谈医务管理者、临床专家、研究者等利益相关方，以及调研感染性疾病防治相关医疗机构，总结和归纳北京地区感染性疾病“平战结合”协同管理的要点和难点，凝练关键领域和方向，并在此基础上提出建议策略。

第三节　国内外研究进展

充足的医疗卫生资源是应对突发公共卫生事件的基础保障，但医疗卫生资源具有“有限性”的特点[7]。要实现医疗卫生资源的社会效益和经济效益最大化，合理配置资源是至关重要的途径之一。作为全国的政治中心和优质医疗资源聚集地，北京对感染性疾病的预防控制工作提出了更高要求。如何科学地评价北京地区感染性疾病诊疗资源现状、优化资源配置，以满足人民群众卫生服务需求、保障人民群众身体健康，是卫生健康管理工作的重要内容。

近年来，国内外关于医疗卫生资源现状、资源配置和测算方法的研究较为丰富[8-11]，但研究对象多为医疗卫生资源整体状况，针对专科层面的资源评价、分析和测算的相关研究则相对较少。在评价资源现状方面，现有研究主要通过描述资源配置或服务利用现状得出结论和提出建议。例如，Stricof 等[12]通过问卷调查了解纽约州地区医院感染性疾病资源分布情况；曾慧慧等[13]从感染疾病科的设置、负压病房建设、人员、单病种管理等方面进行分析，认为我国感染性疾病科存在建设不充分、病原学诊疗能力不足等问题；蒋萍梅等[14]对上海市感染科运行现状开展调查，认为上海二甲及以上综合医院感染科在发展均衡性和人员结构及梯队建设方面仍需完善。尽管曾慧慧等[15]通过问卷调查了解北京三级综合医院感染科运行状况，但调查对象仅为北京的 28 家三级综合医院，尚不能全面揭示北京地区感染性疾病诊疗资源和服务利用的整体状况。

在医疗卫生资源配置测算方面，卫生人力 / 人口比值法、卫生需要法、卫生需求法、服务目标法是世界卫生组织（World Health Organization，WHO）推荐的 4 种经典测算方法[16]，也是我国各省、市、区常用的测算方法[17]。例如，房良等[18]利用常住人口数、住院率、平均住院日和病床使用率等四个传统指标，预测青岛市 2020 年传染病科床位需求量为 1404 张；方欣叶等[19]分别通过人力 / 人口比值法、时间序列法、比较分析法和比值推算法测算出青岛市 2020 年卫生人力资源配置数量；王书平等[20]采用卫生服务需求法、趋势外推法和数据对比分析法测算出我国2020年的千人口床位资源数量。

了解资源现状和预测需求为科学、灵活应对突发公共卫生事件提供有力的数据支撑，合理储备、有效组织和高效调配资源是重大传染病疫情防控救治体系建设的基础工作。为了有效响应包括重大传染病疫情的突发公共卫生事件，国内学者也纷纷开展了协同管理机制研究。例如，王晶晶等[21]介绍了武汉方舱医院实施协同管理机制的实践探索，提出完善应急救治体系的建议；周茜等[22]认为要从价值协同、制度协同、信息协同以及行动协同4个方面来加强我国的公共卫生应急管理体系建设，提升应急响应能力；姜山等[23]认为，在进行医院疫情防控物资管理时，应协调各机构、各部门等按照统一的标准和规范，实现上下联动与内外联动。尽管众多研究者都强调协同管理和统一行动的重要性，但事实上，处于疫情一线的医疗机构无论在“平时”与“战时”，都长期面临着缺乏统一高效的行动标准的问题。

因此，有必要开展针对北京地区的感染性疾病诊疗资源评价以及资源配置统筹规划研究。对北京地区感染性疾病诊疗资源现状进行全面了解，发现存在的不足和问题；在此基础之上，把握优化资源配置的方向，提出资源优化的策略建议；最后结合北京地区医疗机构的实际管理需求，制定突发公共卫生应急管理的系列规范，以达到各医疗机构能够合理储备、有效组织和高效调配诊疗资源，以应对“战时”状态下感染性疾病防控的目的。

郭默宁　陈　吟　王香真

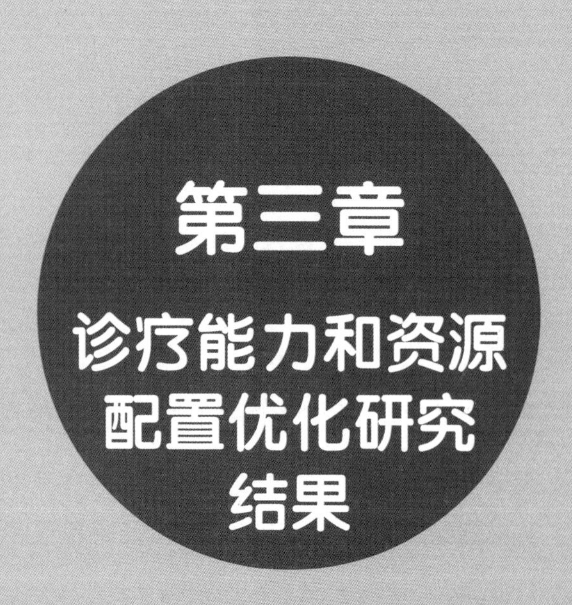

第三章 诊疗能力和资源配置优化研究结果

第一节　基本概念和评价范围界定

一、基本概念

（一）感染性疾病

感染性疾病泛指病毒、细菌、寄生虫、支原体等致病微生物通过不同方式侵入人体所引起的局部或全身性疾病，包括传染性疾病和非传染性的感染病[1]。

（二）诊疗能力

从宏观层面来说，诊疗能力通常是指医疗机构或区域提供医疗卫生服务的能力，包括人才、技术、设备、信息、诊疗流程、服务容量和质量等方面的水平[24-26]；从微观层面来说，诊疗能力通常是指临床医师的专业技术能力，包括诊断、治疗、转诊、检查和沟通等方面的能力[27-29]。本研究的诊疗能力主要从宏观角度切入分析，通过构建定量评价模型，从资源配置和服务利用两个维度反映各辖区及医疗机构的感染性疾病诊疗能力。

（三）疾病诊断相关分组

疾病诊断相关分组（diagnosis related groups，DRG）是根据年龄、疾病诊断、合并症、并发症、治疗方式、病症严重程度及转归和资源消耗等因素，将患者分入若干诊断组进行管理的体系。其分组思路分为三个层次：一是以病案首页的主要诊断为依据，以解剖和生理系统为主要分类特征，将病例分为 26 个主要诊断大类（major diagnostic categories，MDC）；二是在各 MDC 下，将疾病诊断和 / 或手术操作相同的病例合并成核心疾病诊断相关分组（adjacent diagnosis related groups，ADRG）；三是综合考虑病例的其他个体特征、合并症和并发症，将 ADRG 再细分为诊断相关组[30]。

二、感染性疾病专科评价范围

感染性疾病涵盖了经典传染病、新发传染病、机会性感染、医院内感染等多个种类数千种疾病[1]，若从病种角度界定感染性疾病专科评价范围，存在工作难度高和工作量大的双重挑战，且各病种发病率差异大，同一病种年度波动也较大，难以进行对比。而病组是以“组间异质性大，组内差异小”的特点将病种进行分类，以病组为评价和界定单位划定感染性疾病范围，有利于聚焦关键评价疾病、开展比较分析。基于此，本研究以病组为界定和评价单位。

感染性疾病评价病组范围使用由国家卫生健康委 DRG 质控中心正式发布的 DRG 分组方案，通过将住院病案首页数据分组后界定。界定标准通过专家咨询的方式，由从事感染性疾病救治工作、医院管理工作的专家经充分研讨后明确。

在前期的研究基础上[31]，本研究通过内部多轮研讨，广泛征询医院管理、感染性疾病临床专家意见后，确定了本研究感染性疾病评价的病组范围，该范围包括 26 个 ADRG 组（分布在 14 个主要疾病系统，根据个体特征、疾病严重程度细分为 67 个病组），其中，评价核心病组较多的为 MDCE（呼吸系统疾病及功能障碍的 5 个 ADRG、15 个病组）、MDCS［感染及寄生虫病（全身性或不明确部位的）的 5 个 ADRG、15 个病组］，详见表 3-1。

表 3-1　感染性疾病专科评价病组

MDC		序号	ADRG	
代码	名称		代码	名称
MDCB	神经系统疾病及功能障碍	1	BT1	病毒性脑、脊髓和脑膜炎
		2	BT2	神经系统的其他感染
MDCC	眼疾病及功能障碍	3	CU1	急性重大眼感染
MDCD	头颈、耳、鼻、口、咽疾病及功能障碍	4	DT1	中耳炎及上呼吸道感染

续表

MDC		序号	ADRG	
代码	名称		代码	名称
		5	DT2	会厌炎、喉炎及气管炎
MDCE	呼吸系统疾病及功能障碍	6	ES1	呼吸系统结核
		7	ES2	肺真菌病
		8	ES3	呼吸系统感染 / 炎症
		9	EX1	哮喘及喘息性支气管炎
		10	EX2	百日咳及急性支气管炎
MDCF	循环系统疾病及功能障碍	11	FT2	感染性心内膜炎
MDCG	消化系统疾病及功能障碍	12	GW1	食管炎、胃肠炎
MDCH	肝、胆、胰疾病及功能障碍	13	HS3	病毒性肝炎
MDCI	肌肉、骨骼疾病及功能障碍	14	IT1	骨髓炎
		15	IT3	感染性关节炎
MDCJ	皮肤、皮下组织及乳腺疾病及功能障碍	16	JU1	感染性皮肤病
MDCL	肾脏及泌尿系统疾病及功能障碍	17	LU1	肾及尿路感染
MDCM	男性生殖系统疾病及功能障碍	18	MS1	男性生殖系统炎症
MDCN	女性生殖系统疾病及功能障碍	19	NS1	女性生殖系感染
MDCS	感染及寄生虫病（全身性或不明确部位的）	20	SR1	败血症
		21	ST1	原因不明的发热
		22	SU1	病毒性疾患
		23	SV1	细菌性疾患
		24	SZ1	其他感染性或寄生虫性疾患
MDCY	HIV 感染疾病及相关操作	25	YR1	HIV 相关疾患
		26	YR2	HIV 其他相关情况

第二节　诊疗能力评价

一、评价框架和评价思路

（一）评价框架

本研究通过查阅文献，参考国家卫生健康委在2016年颁布的《三级综合医院医疗服务能力指南》，经项目讨论组确定了评价框架构建思路。

一是感染性疾病包括传染性疾病和非传染性的感染病，就诊患者分布在传染科、呼吸科、结核病科等多个科室，各医院没有单一科室可以囊括所有或大部分感染性疾病。因此，在开展感染性疾病诊疗能力评价时，以往医院管理中用以评价专科的一些常用统计指标无法直接使用。

二是评价既关注各医院的诊疗能力，也需从区域层面对感染性疾病的诊疗能力予以定量评价。而区域和医院两个层面对感染性疾病诊疗能力的评价侧重各有不同，医院主要关注自身医疗服务能力，区域则主要关注本区的医疗卫生资源能否满足该区居民感染性疾病服务需求。

三是本研究感染性疾病的诊疗能力是从宏观概念切入研究，评价的是医疗机构或区域提供卫生服务能力，包括人才、技术、设备、信息、诊疗流程、服务容量和质量等方面的水平。因此在评价感染性疾病诊疗能力时，既要评价感染性疾病相关医疗资源的配置情况，也要评价感染性疾病的服务利用综合水平。

基于上述思路构建了感染性疾病诊疗能力评价框架（以下简称：评价框架）（图 3-1）。评价框架分为资源配置和服务利用两个方面。

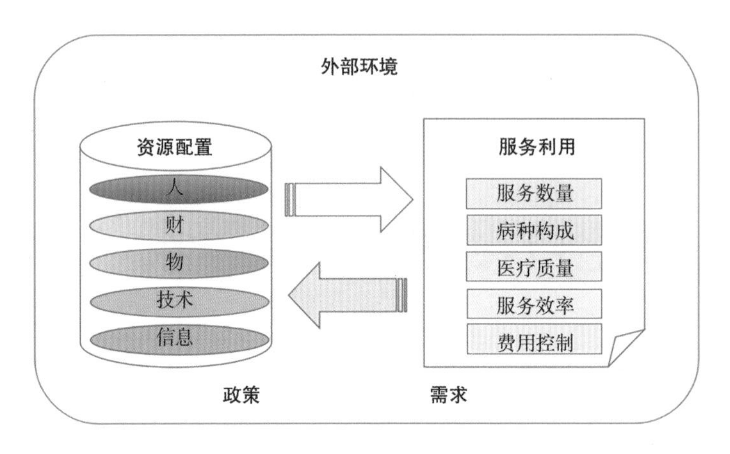

图 3-1　感染性疾病诊疗能力评价框架

资源配置是指为提供感染性疾病医疗服务而配置的资源，包括人、财、物、技术、信息几个部分。其中，“人”是指为开展感染性疾病的防控、诊断和治疗服务而配置的卫生人力资源。“财”是指为开展感染性疾病的防控、诊断和治疗服务而投入的资金。“物”是指为开展感染性疾病的防控、诊断和治疗服务而配置的床位、设备、物资等资源。“技术”是指为开展感染性疾病的防控、诊断和治疗服务而使用的专业医疗技术。“信息”是指为开展感染性疾病的防控、诊断和治疗服务而提供的信息化支撑。

服务利用是指利用相关资源开展的感染性疾病诊疗服务情况，包括服务数量、病种构成、医疗质量、服务效率、费用控制等几个方面。“服务数量”是指提供的医疗服务总数。“病种构成”是指提供的医疗服务中各疾病种类及其所占的比例。“医疗质量”是指提供有效、适宜的医学干预，提供安全、可靠的医疗管理和医疗环境。“服务效率”是指在有限的资源配置条件和技术条件下，能提供并有效利用的医疗卫生服务。

“费用控制”是指对医疗费用不合理上涨的控制。

资源配置是服务利用的基础和保障，决定了服务利用的上限。服务利用基于配置的资源的支撑和保障，但服务利用情况反过来也会影响相关医疗资源的配置。从区域层面来看，感染性疾病诊疗资源配置和服务利用需与当地居民的医疗服务需求相协调，且与所在区的社会经济发展水平、人口情况等环境因素相适应。

（二）指标体系

1. 评价指标库的建立

在评价框架基础上，我们提出了指标遴选的主要原则：

（1）科学性

指标要准确地反映感染性疾病诊疗能力的实际情况，能有效反映出各评价对象之间的差异，具有合理性。

（2）可操作性

指标含义界定清楚、易懂，尽量选择定量指标，指标数据来源明确、可以获得，计算方法准确规范。

（3）可比性

指标具有普遍的统计意义，评价结果能实现评价对象之间的横向比较和时间上的纵向比较。

根据上述原则，对通过文献研究收集的相关指标（附表 1）进行了筛选，初步构建了感染性疾病诊疗能力评价指标备选库（表 3-2）。

表 3-2　感染性疾病诊疗能力评价指标备选库

维度	指标	数据来源
资源配置		
	实有床位数	医疗卫生机构年报表
	执业（助理）医师数	医疗卫生机构年报表、卫生机构人力基本信息调查表
	注册护士数	医疗卫生机构年报表、卫生机构人力基本信息调查表
	医护人员与实有床位的比值	医疗卫生机构年报表、卫生机构人力基本信息调查表
	实验室临床检验专业技术人员	卫生机构人力基本信息调查表
	公卫医师数	卫生机构人力基本信息调查表
	负压病房床位数	医疗卫生机构年报表
服务利用		
	门急诊人次	医疗卫生机构年报表
	出院人数	医疗卫生机构年报表
	平均住院日	医疗卫生机构年报表
	床位使用率	医疗卫生机构年报表
	病床周转次数	住院病案首页
	费用消耗指数	住院病案首页 /DRG
	时间消耗指数	住院病案首页 /DRG
	DRG 组数	住院病案首页 /DRG
	总权重	住院病案首页 /DRG
	病例组合指数（case-mix index，CMI）	住院病案首页
	高风险组死亡率	住院病案首页 /DRG
	中低风险组死亡率	住院病案首页 /DRG

2. 构建评价指标体系

由于区域和医院感染性疾病诊疗能力的评价各有侧重，因此在构建评价指标体系时，将评价指标体系分为区域和医院两个层级。指标筛选主要采用主客观相结合的方式进行。

医院层级指标体系的构建。本研究利用贝叶斯时空模型分析了各医院的资源配置和住院量的指标数据，发现医院等级、公卫医师数、执业（助理）医师数、实有床位数、负压病房床位数这些指标对医院的住院量有明显影响（详见附件 2）。据此分析结果确定了将公卫医师数、专科医师数、专科床位数、负压病房床位数几个指标纳入资源配置的评价指标体系，另经课题组讨论，注册护士数为卫生人力资源的重要组成部分，故而将注册护士数也纳入指标体系。

在咨询专家意见基础上，课题组经充分研究后认为，“住院医疗服务绩效评价”综合利用了 DRG 组数、CMI、时间消耗指数、费用消耗指数、低风险组病例死亡率等指标综合反映临床专科住院服务利用水平，克服了以往单个统计指标，如平均住院日、病床使用率等指标未考虑医院收治病种差异的影响的缺陷。该方法已被连续多年用于北京市二级及以上医疗机构临床专科能力评价，可靠性高。服务利用评价指标体系可直接采用基于 DRG 的住院医疗服务绩效评价结果来反映医院感染性疾病住院服务情况。最终确定了医院层级的感染性疾病诊疗能力评价指标体系（表 3-3）。

表 3-3　感染性疾病诊疗能力评价指标体系（医院）

维度	指标	权重	指标属性
资源配置		100.00%	
	负压病房床位数	16.88%	正向指标
	公卫医师数	26.88%	正向指标
	执业（助理）医师数	19.48%	正向指标
	注册护士数	19.69%	正向指标
	实有床位数	17.07%	正向指标

续表

维度	指标	权重	指标属性
服务利用		100.00%	
	门急诊人次数	48.30%	正向指标
	基于 DRG 的住院绩效评价得分	51.70%	正向指标

在医院层级的感染性疾病评价指标体系基础上，进一步构建区域层级评价指标体系。课题组认为区级层面的评价指标体系一要反映该区域的感染性疾病的资源配置和服务利用的总体情况，二要注意各区人口现状及其形成的感染性疾病诊疗需求对相关医疗资源配置和服务利用的影响。基于这个思路，课题组讨论确定了区域层级感染性疾病诊疗能力评价指标体系（表 3-4）。

表 3-4　感染性疾病诊疗能力评价指标体系（区域）

维度	指标	权重	指标属性
资源配置		100.00%	
	每千常住人口负压病房床位数	16.28%	正向指标
	每千常住人口公卫医师数	28.61%	正向指标
	每千常住人口执业（助理）医师数	16.23%	正向指标
	每千常住人口注册护士数	16.85%	正向指标
	每千常住人口实有床位数	22.03%	正向指标
服务利用		100.00%	
	平均每医院门急诊人次数	36.10%	正向指标
	基于 DRG 的住院绩效评价得分	63.90%	正向指标

3. 确定指标权重

指标权重是某被评价对象的各个评测指标在整体中价值的高低和相对重要的程度以及所占比例的大小量化值。权重的设置方法有主观赋权与客观赋权两大类。本指标体系各项指标的权重设置采用客观赋权——CRITIC 法。

CRITIC 法是基于评价指标的对比强度和指标之间的冲突性来综合衡量指标的客观权重。考虑指标变异性大小的同时兼顾指标之间的相关性，并非数字越大就说明越重要，而是完全利用数据自身的客观属性进行科学评价。其中，对比强度是指同一个指标各个评价方案之间取值差距的大小，以标准差的形式来表现。标准差越大，说明波动越大，即各方案之间的取值差距越大，权重会越高。指标之间的冲突性，用相关系数进行表示。若两个指标之间具有较强的正相关，说明其冲突性越小，权重会越低。具体计算方法如下：

（1）无量纲化处理

为消除因量纲不同对评价结果的影响，需要对各指标进行无量纲化处理。CRITIC 权重法一般使用正向化或逆向化处理。

若所用指标的值越大越好（正向指标）：

$$x'_{ij}=\frac{x_j-x_{\min}}{x_{\max}-x_{\min}}$$

若所用指标的值越小越好（逆向指标）：

$$x'_{ij}=\frac{x_{\max}-x_j}{x_{\max}-x_{\min}}$$

（2）指标变异性

以标准差的形式来表现：

$$\begin{cases}\bar{x}_i=\dfrac{1}{n}\displaystyle\sum_{i=1}^{n}x_{ij}\\ S_j=\sqrt{\dfrac{\displaystyle\sum_{i=1}^{n}(x_{ij}-\bar{x}_j)^2}{n-1}}\end{cases}$$

S_j 表示第 j 个指标的标准差。

（3）指标冲突性

用相关系数进行表示：

$$R_j = \sum_{i=1}^{p}(1 - r_{ij})$$

r_{ij} 表示评价指标 i 和 j 之间的相关系数。

（4）信息量

$$C_j = S_i \sum_{i=1}^{p}(1 - r_{ij}) = S_j \times R_j$$

C_j 越大，第 j 个评价指标在整个评价指标体系中的作用越大，就应该给其分配更多的权重。

（5）客观权重

所以第 j 个指标的客观权重（W_j）为：

$$W_j = \frac{C_j}{\sum_{j=1}^{p} C_j}$$

综上，建立了感染性疾病诊疗能力评价指标体系（表 3-3、表 3-4）。

（三）评价方法

诊疗能力评价采用加权秩和比法（weighted rank sum ratio，WRSR），该方法基本思路是：在一个 n 行 m 列矩阵中，通过秩转化，获得无量纲统计量秩和比（rank sum ratio，RSR）；在此基础上，运用参数统计分析的概念和方法，确定 RSR 分布；以 RSR 值对评价对象的优劣直接排序。分析步骤如下：

1. 编秩

正向指标（高优指标）从低到高编秩，指标值越高秩次也越大；负向指标（低优指标）则相反。适度指标采用如下方法转化后再编秩，即当指标原始值小于参考值时，采用原始指标值 / 参考值转化；当指标原始值大于等于参考值时，采用参考值 / 原始指标值转化。

2. 计算 WRSR 值

其中 n 为评价医院个数，m 为指标个数。为更加直观展示和对比评价结果，按上述方法计算得到的 WRSR 值统一以百分值呈现。

$$\frac{1}{n}\sum_{j=1}^{m}W_jR_{ij}\times 100$$

3. 对 WRSR 值进行排序

WRSR 越大，说明该医院排名越靠前。

二、评价结果

（一）数据来源和评价范围

1. 数据来源

本研究诊疗能力评价数据源于北京市二级及以上综合医院（不含部队医院）2016 年 1 月 1 日至 2020 年 12 月 31 日的卫生统计数据，包括：《北京市出院病人调查表》（京卫信 A1-5-1 表），分析包括现住址所在辖区、医疗机构所在辖区、入院时间、出院时间、年龄、性别、主要诊断、其他诊断、DRG 分组结果；《医疗卫生机构年报表 – 医院类》（卫健统 1-1 表），分析包括实有床位数、负压病房床位数等变量；《卫生人力基本信息调查表（卫健统 2-1 表）》，分析包括临床执业（助理）医师数、注册护士数、公卫医师数等变量。

2. 数据纳入标准

存在以下情况之一的综合医院数据不纳入评价范围：①处于“注销”状态；②数据填报不规范、数据质量存在问题的医院；③未上报住院病案首页的综合医院；④未开设感染性疾病科（仅针对辖区和医院的评价）；⑤医院等级由“二级”调整为“一级及以下”；⑥传染专科有接诊量，但专科医生、护士等资源投入指标数据缺失。

基于以上筛选原则，最终纳入分析的二级及以上综合医院共74家，占全市二级及以上综合医院的85.06%。

（二）全市资源配置和服务利用情况

全市感染性疾病资源配置和服务利用情况分析范围包括纳入评价的综合医院，以及首都医科大学附属北京地坛医院、首都医科大学附属北京佑安医院2家传染病医院和首都医科大学附属北京胸科医院1家胸科医院（以下简称“3家专科医院”）。

2020年受COVID-19疫情影响，全市各类医疗卫生机构门诊和住院服务量均有所下降，因此本研究纵向分析时主要分析2016年和2019年感染性疾病资源配置和服务利用相关数据，以反映其变化发展情况。

1. 专科医院感染性疾病诊疗资源配置和服务利用情况

（1）感染性疾病诊疗资源配置情况

2019年，3家专科医院实有床位2224张，较2016年增加295张，从3家专科医院实有床位占比看，首都医科大学附属北京地坛医院占35.56%、首都医科大学附属北京佑安医院占36.81%、首都医科大学附属北京胸科医院占27.63%。3家专科医院拥有负压病房床位数8张，较2016年减少6张；拥有执业（助理）医师1071人，较2016年增加82人；

注册护士 1682 人，较 2016 年增加 1 人；公卫医师 8 人，较 2016 年减少 5 人（表 3-5）。

（2）感染性疾病诊疗服务利用情况

2019 年，3 家专科医院感染性疾病门急诊人次数为 1802002 人次，比 2016 年增加 134384 人次（8.06%）；出院人次数 71294 人次，比 2016 年增加 9284 人次（14.97%）。从 3 家专科医院的门急诊人次数占比看，首都医科大学附属北京地坛医院占 48.18%，首都医科大学附属北京佑安医院占 36.22%，首都医科大学附属北京胸科医院占 15.60%。从 3 家专科医院的出院人次数占比看，首都医科大学附属北京地坛医院占 43.39%、首都医科大学附属北京佑安医院占 32.80%、首都医科大学附属北京胸科医院占 23.81%（表 3-6）。

2. 评价综合医院感染性疾病诊疗资源配置情况

（1）提供感染性疾病医疗服务的综合医院情况

2019 年，全市能够提供感染性疾病医疗服务并纳入评价的综合医院为 73 家，比 2016 年减少 1 家。其中，门诊有接诊感染性疾病患者的综合医院 52 家，占评价综合医院的 71.23%，与 2016 年持平；住院有收治感染性疾病患者的综合医院 72 家，占评价综合医院的 98.63%。

2019 年，73 家评价综合医院中，城六区为 51 家，占 69.86%；远郊十区为 22 家，占 30.14%。16 个辖区中，海淀区纳入评价综合医院数量最多（13 家），占评价综合医院的 17.81%。城六区、远郊十区门诊有接诊感染性疾病患者的综合医院数量分别为 37 家和 15 家，住院有收治感染性疾病患者的综合医院分别为 50 家和 22 家，能够提供感染性疾病医疗服务的综合医院数量城六区多于远郊十区（表 3-7、表 3-8）。

表 3-5　3 家专科医院感染性疾病诊疗资源配置情况

专科医院	实有床位数（张）		负压病房床位数（张）		执业（助理）医师数（人）		注册护士数（人）		公卫医师数（人）	
	2016 年	2019 年	2016 年	2019 年	2016 年	2019 年	2016 年	2019 年	2016 年	2019 年
首都医科大学附属北京地坛医院	686	876	8	8	394	458	629	670	7	0
首都医科大学附属北京佑安医院	710	710	6	0	428	425	672	608	6	6
首都医科大学附属北京胸科医院	533	638	0	0	167	188	380	404	0	2
合计	1929	2224	14	8	989	1071	1681	1682	13	8

表 3-6　3 家专科医院感染性疾病医疗服务利用情况（人次）

专科医院	门急诊人次数			出院人次数		
	2016 年	2019 年	变化值	2016 年	2019 年	变化值
首都医科大学附属北京地坛医院	738702	868227	129525	28686	30933	2247
首都医科大学附属北京佑安医院	649453	652668	3215	21752	23386	1634
首都医科大学附属北京胸科医院	279463	281107	1644	11572	16975	5403
合计	1667618	1802002	134384	62010	71294	9284

表 3-7　2016—2020 年全市及分区纳入评价的提供感染性疾病医疗服务的综合医院数（家）

辖区	2016 年	2017 年	2018 年	2019 年	2020 年
全市	**74**	**73**	**73**	**73**	**73**
城六区	**52**	**51**	**51**	**51**	**51**
东城区	7	6	5	5	5
西城区	9	9	9	9	9
朝阳区	10	10	10	10	10
丰台区	10	10	11	11	11
石景山区	3	3	3	3	3
海淀区	13	13	13	13	13
远郊十区	**22**	**22**	**22**	**22**	**22**
门头沟区	2	2	2	2	2
房山区	4	4	4	4	4
通州区	2	2	2	2	2
顺义区	2	2	2	2	2
昌平区	5	5	5	5	5
大兴区	2	2	2	2	2
怀柔区	1	1	1	1	1
平谷区	2	2	2	2	2
密云区	1	1	1	1	1
延庆区	1	1	1	1	1

表 3-8　2016—2020 年全市及分区门诊或住院收治感染性疾病患者的综合医院数（家）

辖区	门诊接诊感染性疾病患者的综合医院数*					住院收治感染性疾病患者的综合医院数*				
	2016 年	2017 年	2018 年	2019 年	2020 年	2016 年	2017 年	2018 年	2019 年	2020 年
全市	**52**	**52**	**52**	**52**	**56**	**72**	**71**	**72**	**72**	**73**
城六区	**38**	**38**	**38**	**37**	**40**	**51**	**50**	**50**	**50**	**51**
东城区	4	3	3	3	3	7	6	5	5	5

续表

辖区	门诊接诊感染性疾病患者的综合医院数*					住院收治感染性疾病患者的综合医院数*				
	2016年	2017年	2018年	2019年	2020年	2016年	2017年	2018年	2019年	2020年
西城区	8	8	8	7	8	9	9	9	9	9
朝阳区	7	8	8	8	8	10	10	10	10	10
丰台区	6	6	7	7	8	10	10	11	11	11
石景山区	2	2	2	2	2	3	3	3	3	3
海淀区	11	11	10	10	11	12	12	12	12	13
远郊十区	**14**	**14**	**14**	**15**	**16**	**21**	**21**	**22**	**22**	**22**
门头沟区	2	2	2	2	2	2	2	2	2	2
房山区	3	3	3	3	3	4	4	4	4	4
通州区	1	1	1	1	1	1	1	2	2	2
顺义区	1	1	1	1	1	2	2	2	2	2
昌平区	1	1	1	2	3	5	5	5	5	5
大兴区	2	2	2	2	2	2	2	2	2	2
怀柔区	1	1	1	1	1	1	1	1	1	1
平谷区	1	1	1	1	1	2	2	2	2	2
密云区	1	1	1	1	1	1	1	1	1	1
延庆区	1	1	1	1	1	1	1	1	1	1

*注："门诊接诊感染性疾病患者的综合医院数"统计口径为门诊有设置感染性疾病科且有接诊患者的综合医院数量；"住院收治感染性疾病患者的综合医院数"统计口径为在界定的病组范围内有收治病例的综合医院数量。

（2）感染性疾病诊疗资源配置情况

2019年，全市纳入评价的73家综合医院感染性疾病实有床位458张，比2016年增加99张；拥有负压病房床位23张，比2016年增加4张。73家综合医院拥有公卫医师126人，比2016年减少33人；所在科室为感染科、传染科、结核病科的执业（助理）医师280人、注册护士412人，比2016年分别增加3人和1人。

2019 年，73 家综合医院中，城六区感染性疾病实有床位 179 张（占比 39.05%），远郊十区 279 张（占比 60.95%）。全市 16 个辖区中，门头沟区感染性疾病实有床位数 203 张，占全市比例最高（44.35%），远郊十区实有床位资源主要集中在门头沟区。城六区拥有负压病房床位数 19 张，占全市总量的 82.61%。16 个辖区中，海淀区拥有负压病房床位最多（12 张），占全市总量的 52.17%，有 11 个辖区没有负压病房床位。城六区拥有公卫医师 102 人，比远郊十区多 78 人；执业（助理）医师数 212 人、注册护士数 273 人，分别比远郊十区多 144 人和 134 人。除实有床位数外，其他感染性疾病诊疗资源指标均是城六区明显优于远郊十区（表 3-9）。

表 3-9 全市及分区感染性疾病资源配置情况

辖区	实有床位数（张）		负压病房床位数（张）		公卫医师数（人）		执业（助理）医师数（人）		注册护士数（人）	
	2016 年	2019 年	2016 年	2019 年	2016 年	2019 年	2016 年	2019 年	2016 年	2019 年
全市	359	458	19	23	159	126	277	280	411	412
城六区	133	179	13	19	128	102	219	212	270	273
远郊十区	226	279	6	4	31	24	58	68	141	139

3. 评价综合医院感染性疾病诊疗服务利用情况

2019 年，全市纳入研究的 73 家综合医院感染性疾病门急诊人次数为 1182556 人次，比 2016 年增加 249161 人次（26.69%），出院人次数为 139454 人次，比 2016 年增加 19180 人次（15.95%）。

2019 年，73 家综合医院中，城六区感染性疾病门急诊人次数为 811081 人次，是远郊十区的 2.18 倍，占全市总量的 68.59%；城六区出院人次数 85190 人次，是远郊区的 1.57 倍，占全市总量的 61.09%。

与 2016 年相比，城六区感染性疾病门急诊人次数占比增加 3.17 个百分点，住院人次数增加 0.19 个百分点，全市 16 个辖区，门急诊人次数和出院人次数增加幅度最多的分别是西城区（增加 6.71 个百分点）和海淀区（增加 3.24 个百分点），下降幅度最多的分别是朝阳区（下降 5.09 个百分点）和房山区（下降 3.61 个百分点）（表 3-10）。

表 3-10　全市及分区感染性疾病医疗服务利用情况（人次）

辖区	门急诊人次数			出院人次数		
	2016 年	2019 年	变化值	2016 年	2019 年	变化值
全市	**933395**	**1182556**	**249161**	**120274**	**139454**	**19180**
城六区	**610625**	**811081**	**200456**	**73245**	**85190**	**11945**
东城区	33069	78257	45188	7956	6435	-1521
西城区	104076	211207	107131	16150	16247	97
朝阳区	229816	230926	1110	17944	20253	2309
丰台区	67164	87575	20411	9286	11802	2516
石景山区	11208	24022	12814	4594	5854	1260
海淀区	165292	179094	13802	17315	24599	7284
远郊十区	**322770**	**371475**	**48705**	**47029**	**54264**	**7235**
门头沟区	30703	28280	-2423	1773	2992	1219
房山区	57045	61901	4856	13314	10405	-2909
通州区	69522	93638	24116	2592	5487	2895
顺义区	10293	13189	2896	3415	4312	897
昌平区	35481	6143	-29338	4347	6252	1905
大兴区	29810	33664	3854	8630	10815	2185
怀柔区	15277	31203	15926	3575	3334	-241
平谷区	26671	35481	8810	4764	5302	538
密云区	36100	46032	9932	2337	2946	609
延庆区	11868	21944	10076	2282	2419	137

注：门急诊人次统计口径为设置了传染科目在该科就诊的人次数；出院人次数统计口径为在界定的病组范围内出院后的人次数。

（三）区域层级评价结果

感染性疾病诊疗能力层级评价指标体系（医院）包括资源配置和服务利用两个方面，其中，资源配置包含 5 个评价指标，服务利用包含 2 个评价指标（表 3-4）。基于已建立的区域层级评价指标体系，对全市 16 个辖区感染性疾病资源配置和服务利用两个方面进行评价。

因 2020 年受 COVID-19 疫情影响，全市各类医疗卫生机构门诊和住院服务量均有所下降，因此本研究主要分析 2016 年和 2019 年的数据。

1. 横向比较结果

（1）资源配置评价结果

2019 年，全市 16 个辖区感染性疾病诊疗资源配置得分排名前 3 位的是门头沟区（53.03 分）、西城区（40.73 分）、石景山区（27.16 分），排名后 3 位的是怀柔区（2.03 分）、大兴区（2.87 分）、通州区（4.29 分）（表 3-11）。

表 3-11 2019 年全市分区感染性疾病资源配置和服务利用评价结果

辖区	资源配置		服务利用	
	分值（分）	排名	分值（分）	排名
东城区	17.30	5	38.81	6
西城区	40.73	2	64.09	3
朝阳区	12.70	8	74.10	1
丰台区	14.83	7	63.28	4
石景山区	27.16	3	18.13	11
海淀区	20.42	4	70.27	2
门头沟区	53.03	1	13.04	13
房山区	6.60	12	27.45	7
通州区	4.29	14	46.34	5
顺义区	11.88	9	11.94	15

续表

辖区	资源配置		服务利用	
	分值（分）	排名	分值（分）	排名
昌平区	5.40	13	27.13	8
大兴区	2.87	15	14.41	12
怀柔区	2.03	16	12.92	14
平谷区	8.21	10	19.15	9
密云区	7.38	11	18.92	10
延庆区	15.13	6	9.70	16

（2）服务利用评价结果

2019 年，全市 16 个辖区感染性疾病诊疗服务利用得分排名前 3 位的是朝阳区（74.10 分）、海淀区（70.27 分）、西城区（64.09 分），排名后 3 位的是延庆区（9.70 分）、顺义区（11.94 分）、怀柔区（12.92 分）（表 3-11）。

（3）区域层级综合评价分析

从 2019 年全市分区感染性疾病资源配置和服务利用象限图看，资源配置和服务利用均较高（Ⅰ象限）的辖区有东城区、西城区、海淀区 3 个区；资源配置较低、服务利用较高（Ⅱ象限）的辖区是朝阳区、丰台区、通州区 3 个区；资源配置和服务利用均较低（Ⅲ象限）的辖区是房山区、顺义区、昌平区、大兴区、怀柔区、平谷区、密云区、延庆区 8 个区；资源配置较高、服务利用较低（Ⅳ象限）的辖区有石景山区、门头沟区 2 个区（表 3-11、图 3-2）。

2. 纵向比较结果

（1）资源配置评价结果

与 2016 年相比，2019 年全市 16 个辖区中，8 个辖区感染性疾病资源配置得分呈现提升趋势，8 个辖区感染性疾病资源配置得分有所下降。

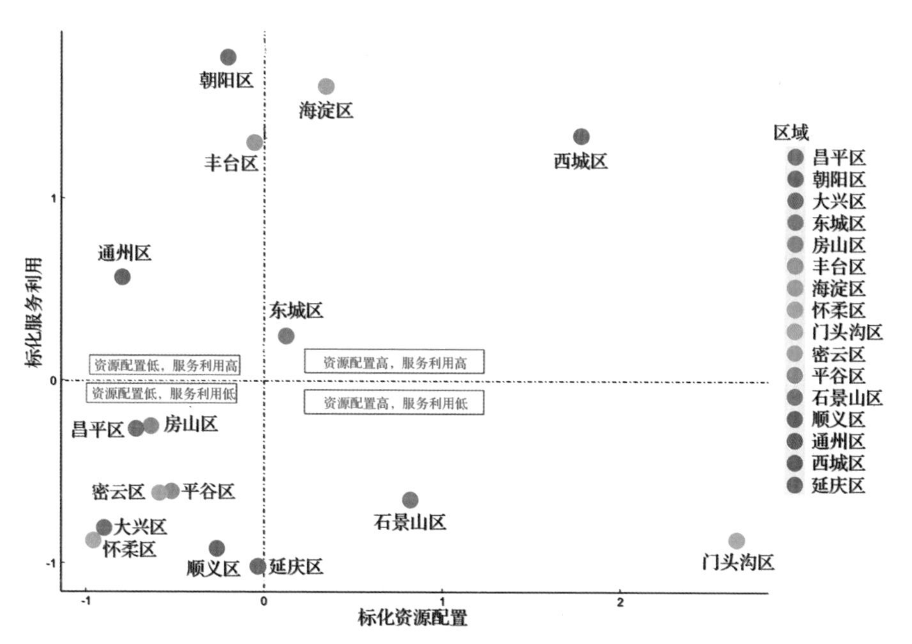

图 3-2　2019 年全市分区感染性疾病资源配置和服务利用象限图

资源配置得分提升幅度排在前 3 位的是延庆区、石景山区、朝阳区；资源配置得分下降幅度排在前 3 位的是西城区、通州区、平谷区（图 3-3、表 3-12）。

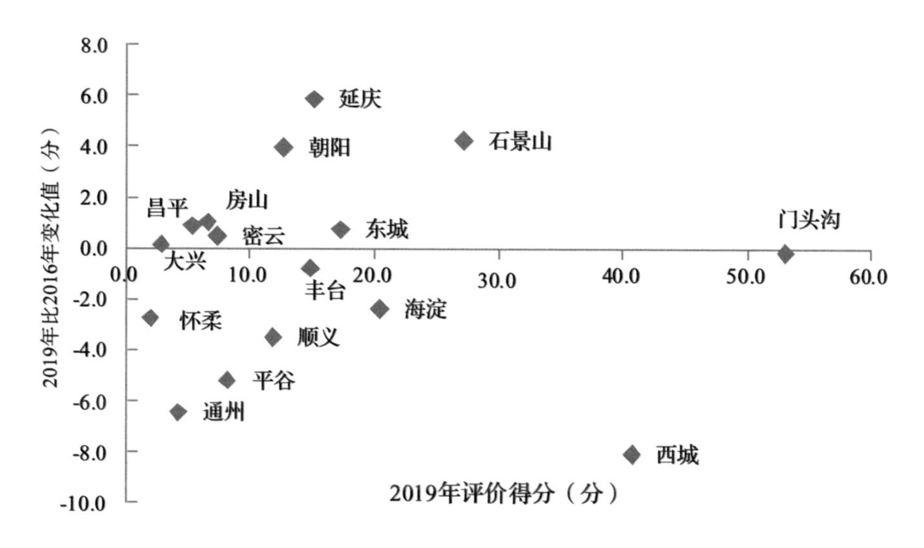

图 3-3　2016—2019 年全市分区感染性疾病资源配置变化情况

表 3-12　2016—2020 年全市分区感染性疾病资源配置评价结果（分）

辖区	2016年	2017年	2018年	2019年	2020年	2019年比2016年变化值	2020年比2019年变化值
东城区	16.57	20.48	17.24	17.30	27.84	0.73	10.54
西城区	48.78	37.21	35.31	40.73	52.45	–8.05	11.71
朝阳区	8.75	10.75	10.21	12.70	16.53	3.96	3.83
丰台区	15.61	15.25	14.75	14.83	22.64	–0.78	7.81
石景山区	22.91	22.90	22.50	27.16	29.46	4.25	2.30
海淀区	22.79	17.05	19.71	20.42	21.27	–2.37	0.85
门头沟区	53.20	50.54	49.86	53.03	38.80	–0.17	–14.23
房山区	5.57	7.20	7.69	6.60	6.78	1.03	0.18
通州区	10.73	10.13	7.66	4.29	5.64	–6.44	1.35
顺义区	15.39	23.05	10.64	11.88	11.46	–3.51	–0.42
昌平区	4.51	5.18	5.59	5.40	7.71	0.88	2.32
大兴区	2.73	2.59	2.56	2.87	3.76	0.14	0.90
怀柔区	4.78	4.66	4.58	2.03	5.50	–2.74	3.46
平谷区	13.39	8.15	8.56	8.21	24.10	–5.18	15.89
密云区	6.90	6.81	7.25	7.38	7.08	0.49	–0.30
延庆区	9.29	12.04	15.5	15.13	17.36	5.85	2.23

与 2019 年相比，2020 年全市 16 个辖区中，除门头沟区、顺义区、密云区外，其余 13 个辖区感染性疾病资源配置得分均有所提升，其中提升幅度位居前 3 位的是平谷区、西城区、东城区，提示受 COVID-19 疫情的影响，感染性疾病诊疗能力受到各方重视，绝大部分区都加强了感染性疾病资源配置。

（2）服务利用评价结果

与 2016 年相比，2019 年全市 16 个辖区中，13 个辖区感染性疾病服务利用得分有所增加，3 个辖区感染性疾病服务利用得分有所下降。

服务利用得分增加幅度排在前 3 位的是通州区、丰台区、怀柔区，服务利用得分下降幅度排在前 3 位的是昌平区、东城区、房山区（表 3-13、图 3-4）。

表 3-13　2016—2020 年全市分区感染性疾病服务利用评价结果（分）

辖区	2016 年	2017 年	2018 年	2019 年	2020 年	2019 年比 2016 年变化值	2020 年比 2019 年变化值
东城区	43.76	39.77	32.63	38.81	32.56	−4.95	−6.25
西城区	59.30	59.88	61.05	64.09	57.54	4.79	−6.54
朝阳区	73.51	70.92	70.21	74.10	66.80	0.59	−7.30
丰台区	53.32	51.53	61.47	63.28	60.75	9.96	−2.53
石景山区	14.52	15.05	15.82	18.13	16.63	3.61	−1.50
海淀区	68.51	68.39	68.05	70.27	66.82	1.75	−3.45
门头沟区	11.80	12.64	13.29	13.04	11.17	1.24	−1.87
房山区	27.82	27.35	27.59	27.45	25.20	−0.37	−2.25
通州区	28.56	32.83	41.08	46.34	39.98	17.78	−6.36
顺义区	10.79	10.80	11.07	11.94	8.88	1.15	−3.06
昌平区	38.55	32.65	26.68	27.13	29.00	−11.43	1.88
大兴区	14.07	13.72	12.98	14.41	15.72	0.34	1.30
怀柔区	7.18	8.02	8.60	12.92	10.58	5.74	−2.34
平谷区	16.24	17.49	16.92	19.15	11.75	2.91	−7.39
密云区	15.03	15.35	17.49	18.92	15.35	3.89	−3.57
延庆区	5.71	6.29	7.57	9.70	6.90	3.98	−2.79

与 2019 年相比，受 COVID-19 疫情的影响，2020 年全市 16 个辖区中有 14 个区感染性疾病服务利用得分均明显下降，仅昌平区、大兴区的服务利用得分略有上升。下降幅度位居前 3 位的是平谷区、朝阳区、西城区。2020 年以来出台了一系列 COVID-19 疫情防控政策和措施，使得全市医疗机构医疗服务利用得分普遍下降，其中感染性疾病的服务利用

得分也明显下降（表 3-13）。

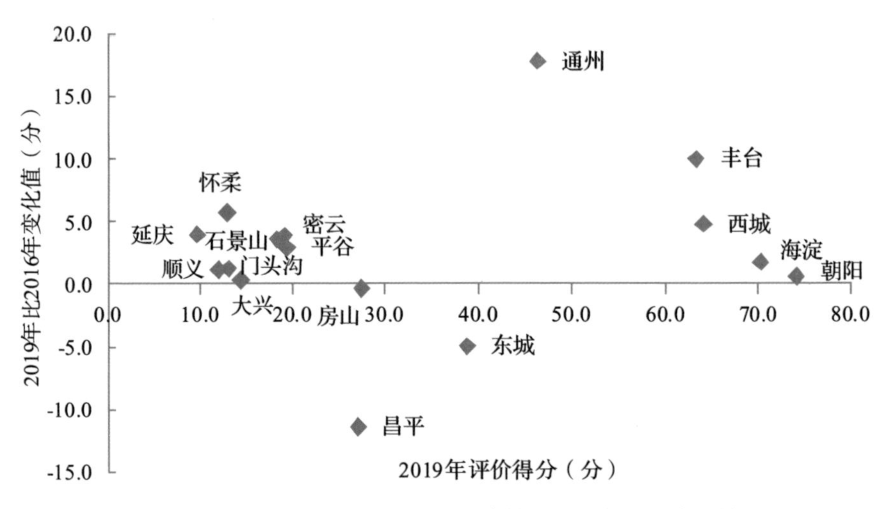

图 3-4　2016—2019 年全市分区感染性疾病服务利用变化情况

（四）医院层级评价结果

感染性疾病诊疗能力评价指标体系（医院）分为资源配置和服务利用两个方面，其中，资源配置包含 5 个评价指标，服务利用包含 2 个评价指标（表 3-4）。基于已建立的评价指标体系，对全市 16 个辖区感染性疾病资源配置和服务利用两个方面进行评价。

1. 横向比较结果

由于 2020 年受 COVID-19 疫情影响，各医院的服务利用与正常年份有较大偏离，因此本研究采用 2019 年数据对各医院进行横向比较。

（1）资源配置评价结果

2019 年，全市纳入评价的 73 家综合医院感染性疾病诊疗资源配置得分排名前 10 位的是北京大学人民医院（43.82 分）、北京老年医院（43.61 分）、中日友好医院（40.27 分）、北京京煤集团总医院（40.17 分）、北京大学第一医院（39.82 分）、首都医科大学附属北京朝阳医院（39.08 分）、首都医科大学宣武医院（33.78 分）、中国医学科学院北京协和医院（33.31 分）、国家电网公司北京电力医院（33.20 分）、北京大学第三医院（33.18 分）。排名后 10 位的是首都医科大学附属北京天坛医院（13.89 分）、北京市通州区新华医院（13.89 分）、北京市仁和医院（13.89 分）、北京医院（13.89 分）、北京市第二医院（13.89 分）、北京博仁医院（13.89 分）、北京小汤山医院（13.89 分）、北京长峰医院（13.89 分）、北京市平谷岳协医院（13.97 分）、北京市西城区展览路医院（13.89 分）。（附表 8）

（2）服务利用评价结果

2019 年，全市纳入评价的 73 家综合医院感染性疾病诊疗服务利用得分排名前 10 位的是北京大学第三医院（49.44 分）、首都医科大学附属北京潞河医院（49.02 分）、北京大学人民医院（48.52 分）、首都医科大学附属北京朝阳医院（48.02 分）、首都医科大学附属北京友谊医院（47.06 分）、中国医学科学院北京协和医院（47.06 分）、北京大学第一医院（44.78 分）、中日友好医院（43.19 分）、北京市房山区良乡医院（43.17 分）、首都医科大学附属北京同仁医院（42.18 分）；排名后 10 位的是北京市羊坊店医院（3.65 分）、北京市西城区展览路医院（4.10 分）、北京市平谷岳协医院（5.02 分）、北京长峰医院（6.01 分）、北京小汤山医院（6.15 分）、北京博仁医院（6.79 分）、北京市社会福利医院（8.72 分）、北京市第二医院（9.23 分）、北京市中关村医院（中国科学院中关村医院）（9.61 分）、北京市昌平区沙河医院（9.75 分）。（附表 8）

（3）综合分析结果

将各医院的感染性疾病诊疗资源配置评价结果与医院医疗服务利用

的评价结果结合起来，分别以全市评价综合医院医疗资源配置和医疗服务利用的平均水平为横、纵轴，绘制 2019 年全市综合医院感染性疾病诊疗能力象限图（图 3-5）。从图中可以看出，所有被评价的医院分别位于四个象限：资源配置和服务利用均较高（Ⅰ象限）；资源配置较低、服务利用较高（Ⅱ象限）；资源配置和服务利用均较低（Ⅲ象限）；资源配置较高、服务利用较低（Ⅳ象限）。资源配置和服务利用均较高（Ⅰ象限）的医院有北京大学人民医院、首都医科大学附属北京朝阳医院、北京大学第一医院、中日友好医院、北京大学第三医院、首都医科大学附属北京潞河医院、中国医学科学院北京协和医院、北京京煤集团总医院、北京老年医院、首都医科大学宣武医院等 30 家；资源配置较低、服务利用较高（Ⅱ象限）的医院有首都医科大学附属北京友谊医院、首都医科大学附属北京同仁医院、北京市海淀医院、首都医科大学附属北京天坛医院、北京怀柔医院、北京市房山区第一医院、北京市通州区新华医院共 7 家；资源配置和服务利用均较低（Ⅲ象限）的医院有北京市西城区展览路医院、北京市平谷岳协医院、北京市羊坊店医院、北京长峰医院、北京小汤山医院、北京博仁医院、北京市第二医院、北京市社会福利医院、北京市昌平区沙河医院、北京核工业医院等 28 家；资源配置较高、服务利用较低（Ⅳ象限）的医院有北京市中关村医院、北京市朝阳区双桥医院、北京博爱医院、北京燕化医院、北京市昌平区医院、北京市顺义区空港医院、首都医科大学附属复兴医院、北京丰台医院 8 家。

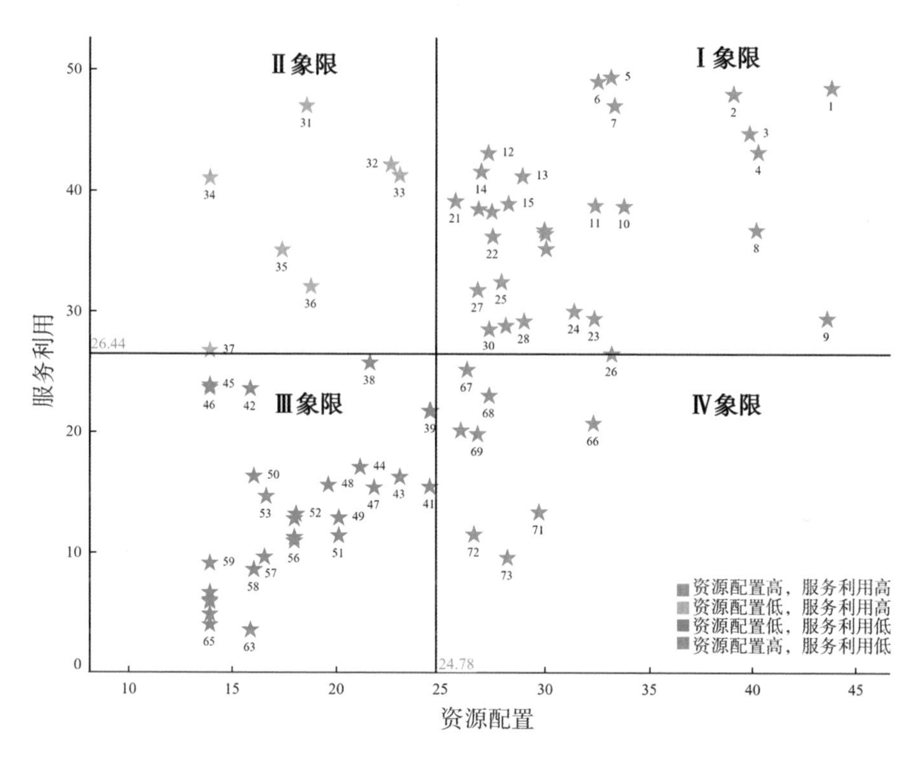

图 3-5　2019 年全市综合医院诊疗能力评价象限图
（各象限医院标签对应的医院名称见附表 9）

2. 纵向比较结果

2020 年度受 COVID-19 疫情影响，各医院的服务利用与正常年份有较大偏离，因此纵向比较主要以 2019 年与 2016 年评价结果进行比较，以反映这一时期同一医院感染性疾病资源配置与服务利用的变化情况。

与 2016 年相比，2019 年医院感染性疾病的资源配置情况：有 29 家医院有所增加，22 家医院资源配置下降，22 家与 2016 年持平。资源配置增加幅度排在前 5 位的医院为中日友好医院、北京大学国际医院、北京市丰台区南苑医院、北京清华长庚医院、北京水利医院；资源配置减少幅度排在前 5 位的医院为北京市海淀医院、首都医科大学附属复兴医院、北京大学第三医院、北京市通州区新华医院、中国航天科工集团七三一医院。医院的服务利用情况：有 43 家医院较 2016 年有所提升，28 家医院服务利用降低，2 家与 2016 年持平。服务利用提升幅度排在前 5 位的医院为北京市通州区新华医院、中国医学科学院北京协和医院、北京清华长庚医院、航空总医院、民航总医院；服务利用下降幅度排在前 5 位的医院为北京大学国际医院、北京市仁和医院、北京市中关村医院、北京市健宫医院、北京市房山区第一医院。（附表 8）

受 COVID-19 疫情影响，2020 年有 33 家医院感染性疾病的资源配置有所增加，12 家医院资源配置下降，28 家与 2016 年持平。资源配置增加幅度排在前 5 位的医院为首都医科大学附属北京天坛医院、北京积水潭医院、北京怀柔医院、首都医科大学附属北京友谊医院、首都医科大学附属北京安贞医院；资源配置减少幅度排在前 5 位的医院为北京京煤集团总医院、北京朝阳急诊抢救中心、北京丰台医院、中国航天科工集团七三一医院、北京清华长庚医院。从感染性疾病的服务利用来看，16 家医院有所提升，57 家医院减少。服务利用提升幅度排在前 5 位的医院为北京市昌平区医院、北京清华长庚医院、北京博爱医院、北京燕化医院、北京市中关村医院；服务利用下降幅度排在前 5 位的医院为北京市房山区良乡医院、首都医科大学宣武医院、北京市平谷区医院、北京京煤集团总医院、北京老年医院。（附表 8）

第三节　资源配置优化研究

通过第三章第二节感染性疾病诊疗能力评价结果可知，北京地区感染性疾病诊疗资源配置有待完善，资源配置区域间分布不均衡问题仍然存在。因此，本节从资源配置、服务利用和跨区就诊三个方面梳理各辖区感染性疾病医疗资源供给和需求匹配情况，结合各辖区感染性疾病患者跨区就诊流向特点，提出感染性疾病诊疗资源的区域布局优化和协同方案。

一、区域资源配置问题

（一）部分辖区居民跨区就诊情况反映部分辖区感染性疾病诊疗能力不能满足本区居民的需求

在理想状态下，当地居民的医疗服务需求应能就近解决，体现在住院服务方面为居民感染性疾病的住院服务都应在本区医院完成（排除部分两区交界区域的居民就近去往邻近区的医院的情况）。如果当地医院感染性疾病的诊疗能力不能满足居民的需求，在当前医保报销限制较为宽松的情况下，居民就会前往较易到达的优质感染性疾病诊疗资源丰富的区域，也就是人们常说的跨区就诊现象。项目组通过对各区跨区就诊情况分析来反映各区感染性疾病诊疗能力与居民需求间的差距。

1. 跨区就诊的定义及分析病组的范围界定

“跨区就诊”患者定义为住院患者“现住址所在区”与此次住院的医疗机构所在区不是同一区。

经过专家咨询和数据探索发现，HIV 相关病组、病毒性肝炎相关病组和结核病相关病组等 9 个病组的患者就诊时存在一定的定向性，一般就诊于首都医科大学附属北京地坛医院、首都医科大学附属北京佑安医院、首都医科大学附属北京胸科医院等专科医院，因此本研究剔除上述

9 个病组，仅针对 58 个病组进行分析。

本研究利用百度应用程序接口（application programming interface，API）统计各街道到达各医院的驾驶时间，将跨区到就诊医院驾驶时间近郊区 <30 分钟、远郊区 <45 分钟的住院患者定义为合理跨区就诊患者，属于跨区就近就医，否则属于不合理跨区就诊患者。本研究主要分析远郊十区跨区就诊情况。跨区就诊率计算公式为：

$$跨区就诊率 = \frac{A}{D} \times 100\%$$

$$不合理跨区就诊率 = \frac{A-B-C}{D-B} \times 100\%$$

其中，A 表示评价时间范围内该郊区跨区住院人次数；B 表示定向病组跨区住院人次数；C 表示跨区就诊驾驶时间在规定范围住院人次数；D 表示评价时间范围内该郊区全部住院人次数。

2. 远郊十区跨区就诊情况分析

分析结果显示，2019 年，远郊十区跨区就诊率排在前 3 位的是门头沟区（29.34%）、昌平区（23.34%）、通州区（21.94%）；跨区就诊率较低的 3 个区是平谷区（5.49%）、怀柔区（6.60%）、房山区（9.24%）。与 2016 年相比，远郊十区中跨区就诊率增加最多的是房山区（增加 3.75 个百分点），下降最多的是通州区（6.23 个百分点）（表 3-14）。

表 3-14　2016—2020 年远郊十区跨区就诊率（%）

辖区	2016 年	2017 年	2018 年	2019 年	2020 年
门头沟区	34.92	32.46	32.73	29.34	22.99
昌平区	28.51	22.35	23.87	23.34	22.72
通州区	28.17	24.78	25.67	21.94	24.02
大兴区	19.63	21.33	21.52	19.24	19.66
顺义区	12.96	13.15	14.69	15.49	18.09

续表

辖区	2016 年	2017 年	2018 年	2019 年	2020 年
延庆区	11.76	8.88	10.53	11.74	9.95
密云区	9.26	8.85	10.61	10.19	8.43
房山区	5.49	6.42	8.23	9.24	10.20
怀柔区	4.28	4.61	6.19	6.60	7.85
平谷区	4.12	4.22	6.09	5.49	6.59

2019 年，远郊十区不合理跨区就诊率排在前 3 位的是门头沟区（24.86%）、通州区（20.82%）、昌平区（18.74%）；不合理跨区就诊率较低的 3 个区是平谷区（5.49%）、怀柔区（6.50%）、房山区（6.82%）（表 3-15、图 3-6）。

表 3-15　2019 年远郊十区跨区就诊率和不合理跨区就诊率

辖区	住院人次数（人次）				跨区就诊率（%）	不合理跨区就诊率（%）
	总人次数	本区住院人次数	跨区住院人次数	不合理跨区住院人次数		
门头沟区	4250	3003	1247	1056	29.34	24.86
通州区	8114	6334	1780	1689	21.94	20.82
昌平区	13450	10311	3139	2521	23.34	18.74
大兴区	14160	11435	2725	2388	19.24	16.86
顺义区	9540	8062	1478	1442	15.49	15.12
延庆区	3202	2826	376	376	11.74	11.74
密云区	5232	4699	533	504	10.19	9.63
房山区	16113	14624	1489	1099	9.24	6.82
怀柔区	5200	4857	343	338	6.60	6.50
平谷区	7338	6935	403	403	5.49	5.49

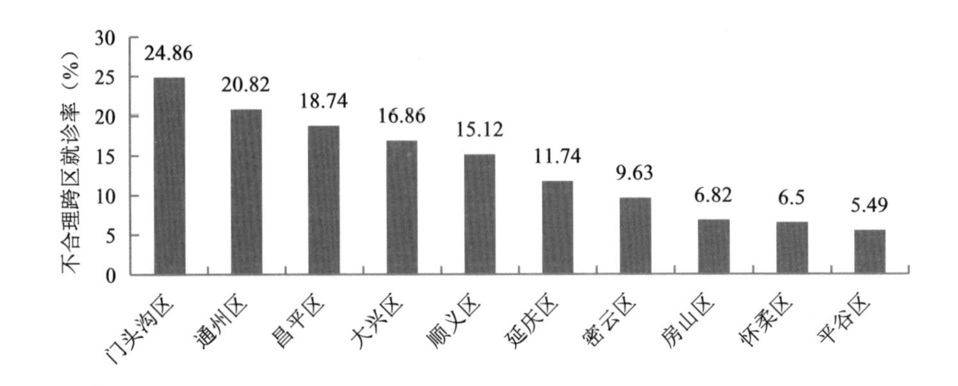

图 3-6　2019 年远郊十区感染性疾病不合理跨区就诊率（%）

从诊疗能力和不合理跨区就诊三维象限图（图 3-7）可以看出，2019 年，远郊十区中门头沟区资源配置最高，但辖区内服务利用却很低（Ⅳ象限），且跨区就诊率和不合理跨区就诊率均为最高，有相当于 1/3 本区住院量的患者选择区外就医；通州区资源配置较低，服务利用最高（Ⅱ

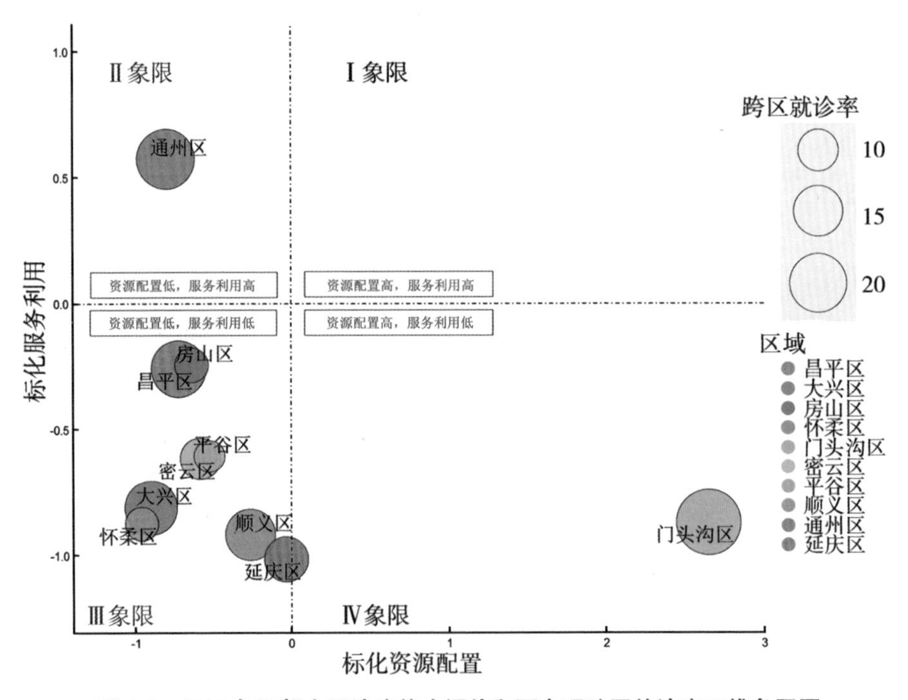

图 3-7　2019 年远郊十区诊疗能力评价和不合理跨区就诊率三维象限图

象限），但仍有相当于 1/5 本区住院量的患者选择区外就医，提示该区区内感染性疾病诊疗资源暂未能满足服务需求；此外，昌平区、房山区、密云区、平谷区、大兴区、怀柔区、顺义区、延庆区 8 个区均属于资源配置较低、服务利用也较低的区（Ⅲ象限），其中，昌平区、大兴区、顺义区跨区就诊率和不合理跨区就诊率均较高。在远郊十区中没有资源配置和服务利用均较高的区（Ⅰ象限）。

3. 远郊十区跨区就诊流向区域分析

2019 年，从远郊各区跨区就诊流向区域占比情况看，西城区是房山区（32.93%）跨区就诊的首位流向地；朝阳区是通州区（47.14%）、顺义区（51.81%）、昌平区（39.09%）、怀柔区（43.75%）、平谷区（39.78%）、密云区（41.60%）、延庆区（27.36%）7 个辖区跨区就诊的首位流向地；丰台区是大兴区（34.26%）跨区就诊的首位流向地；海淀区是门头沟区（33.75%）跨区就诊的首位流向地。远郊十区跨区就诊均首选就近的优质感染性疾病诊疗资源丰富的城六区（表 3-16）。

表 3-16　远郊十区跨区就诊流向区域占比情况（%）

流向辖区	居住辖区									
	门头沟区	房山区	通州区	顺义区	昌平区	大兴区	怀柔区	平谷区	密云区	延庆区
东城区	2.68	5.20	21.67	8.42	7.64	17.55	9.55	9.64	12.70	9.39
西城区	8.59	32.93	12.27	19.14	31.96	23.82	25.14	25.82	23.15	27.03
朝阳区	11.68	17.65	47.14	51.81	39.09	16.28	43.75	39.78	41.60	27.36
丰台区	2.32	21.95	5.41	1.66	1.52	34.26	5.33	3.55	4.19	4.76
石景山区	15.82	2.69	1.29	0.67	0.67	0.57	0.56	0.70	1.29	1.32
海淀区	33.75	13.89	7.73	8.38	17.33	4.66	5.65	7.74	6.49	22.34
门头沟区	0.00	0.31	0.04	0.00	0.04	0.02	0.00	0.00	0.00	0.20
房山区	12.63	0.00	0.29	0.33	0.06	0.96	0.24	0.44	0.18	0.20

续表

流向辖区	居住辖区									
	门头沟区	房山区	通州区	顺义区	昌平区	大兴区	怀柔区	平谷区	密云区	延庆区
通州区	0.39	1.23	0.00	2.04	0.50	0.82	2.63	2.86	1.89	1.98
顺义区	0.08	0.16	1.21	0.00	0.72	0.10	2.39	3.81	1.56	0.33
昌平区	0.35	0.79	0.93	2.80	0.00	0.83	2.86	1.46	1.47	4.23
大兴区	0.10	1.88	1.45	0.25	0.25	0.00	0.24	0.19	0.32	0.40
怀柔区	0.00	0.02	0.13	2.48	0.06	0.05	0.00	3.55	4.83	0.40
平谷区	11.60	1.23	0.30	1.45	0.04	0.05	0.40	0.00	0.28	0.07
密云区	0.00	0.02	0.08	0.54	0.01	0.01	1.19	0.38	0.00	0.00
延庆区	0.02	0.05	0.05	0.04	0.11	0.00	0.08	0.06	0.05	0.00

（二）区域间感染性疾病医疗资源配置不均衡

综合全市 16 个辖区数据来看，北京市各辖区间感染性疾病医疗资源配置不均衡现象明显。一是城区与郊区间的感染性疾病医疗资源拥有量差异较大，城六区开设相关门诊和床位的综合医院以及配置的专业卫生技术人员是远郊十区的两倍多；床位配置方面，远郊十区中除门头沟因历史原因床位众多外，其他 9 个区的床位总数不及城六区总数的一半，其中有 6 个辖区感染性疾病床位配置量为 0。二是部分感染性疾病医疗资源在某些区的配置缺位，如对标感染性疾病所需卫生专业技术人员的要求，有 2 个辖区没有配置专门的医师，有 5 个远郊区没有配置公卫医师；床位配置中 7 个辖区没有配置感染性疾病床位，11 个辖区没有配置负压病房床位。

（三）区域间感染性疾病医疗服务的综合水平存在显著差异

从16个辖区的感染性疾病医疗服务利用方面综合评价结果来看，城六区中，除石景山区服务利用的综合水平在全市16个辖区中属中游水平外，其余5个区服务利用的综合水平均排在16个辖区的前6名，而远郊十区中除通州区为北京市副中心服务利用的综合水平为16个辖区中的第5名外，其余区都排在城六区之后。另从项目组对远郊十区跨区就诊情况的分析结果可以看出，部分远郊区跨区就诊患者占该区感染性疾病住院患者总数的20%以上，其就诊流向均为距离本区较近的优质感染性疾病诊疗资源丰富的城六区，提示该区感染性疾病诊疗能力暂未能满足服务需求。

二、配置优化方案

（一）优化目标和优化原则

优化目标：本着“平战结合”的理念，通过优化和完善区域感染性疾病医疗资源配置，使之更好地满足当地居民日常的相关卫生服务需求和应急状态下快速反应要求。

优化原则：①与当地居民的相关需求相协调；②注重区域感染性疾病医疗资源配置的均衡；③提升医疗服务利用的综合水平。

优化思路：补短保长，重在补短板。补短是指解决感染性疾病相关医疗资源配置和服务利用中存在的问题，使之与当地居民在感染性疾病方面的需求相协调，并为应急状态下的快速反应打好基础。保长是指各区域优势的可持续性。

（二）区域资源配置优化方案

2021 年北京市出台的《北京市医疗卫生设施专项规划（2020 年—2035 年）》中确定了“传染病专科医院重点突出新发突发传染病应对研究和疑难重症救治、生物医药科研研发平台等功能；二、三级综合医院提供重要服务网络，提升常见传染病处置能力，构建符合首都功能定位和国际大都市特点的新型首都传染病防疫设施体系。”据此，针对本市感染性疾病医疗资源配置方面存在的问题，综合分析各区的资源配置与服务利用水平，将 16 个辖区的感染性疾病诊疗能力分为资源配置水平和服务利用水平均较高、资源配置水平较低但服务利用较高、资源配置水平和服务利用水平均较低、资源配置较高但服务利用较低四类不同的情况，提出区域资源配置优化方案。

1. 各区感染性疾病诊疗能力现况

（1）资源配置水平和服务利用水平均较高

这类情况的辖区感染性疾病医疗资源配置水平和医疗服务利用水平均在全市平均线以上，并在 16 个辖区中居领先水平，拥有丰富的感染性疾病相关的优质医疗资源，因此也是一些远郊区居民跨区就诊的目标区域。这些区的感染性医疗资源配置应采取保持其优质医疗资源配置的可持续性，进一步提升医疗服务综合水平的策略。具备这类特征的区有东城区、西城区、海淀区。

东城区为首都功能核心区之一，社会经济发展水平较高，人口密度大，辖区内医疗资源丰富。东城区拥有感染性疾病诊疗和防控所需的各类卫生专业技术人员，整体配置水平较高，各项资源的人均拥有量在 16 个辖区中均为中上水平，但缺乏负压病房床位。东城区住院医疗服务综合水平在 16 个辖区处于上游水平，因此东城区也是通州区、大兴区、密云区居民跨区就诊的主要目的地之一。

西城区为首都功能核心区之一，社会经济发展水平较高，人口密度大，区域内医疗资源丰富。西城区拥有感染性疾病诊疗和防控所需的各类卫生专业技术人员，整体配置水平高，各项资源特别是卫生人力资源的人均拥有量在 16 个辖区中属于上游水平，是房山区居民跨区就诊的首选目的地，也是通州区、顺义区、昌平区、大兴区、怀柔区、平谷区、密云区、延庆区居民跨区就诊的主要目的地之一。

海淀区是中心城区之一，社会经济发展水平较高，人口众多，辖区内高校和科研院所众多，拥有诸多委属、市属、军队属的优质医疗资源。海淀区拥有感染性疾病诊疗和防控所需的各类卫生专业技术人员及全市最多的负压病房床位，各类资源总量在 16 个辖区内居上游水平，但因辖区内人口较多，资源的人均水平特别是感染性疾病方面的专业医护人员人均水平较低。住院医疗服务综合水平在 16 个辖区中居领先地位，因此海淀区是门头沟区居民跨区就诊的首选目的地，也是昌平区、延庆区居民跨区就诊的主要目的地之一。

（2）资源配置水平较低但服务利用水平较高

具备资源配置水平较低但服务利用水平较高这类特点的辖区，其感染性医疗资源配置水平不高的主要原因是人均拥有量较低，但医疗服务水平均处全市平均线以上，部分辖区居 16 个辖区领先水平。具备这个特点的几个辖区，医疗卫生资源配置情况各有不相同，一部分辖区本身资源就少，另一部分辖区感染性疾病相关优质医疗资源总量较丰富，但因常住人口众多，人均拥有量相对少。医疗服务综合水平比较高，是一些远郊区居民跨区就诊的目标区域。这些区的感染性医疗资源配置应结合各区实际情况，采取补短板和保持其优质医疗资源配置的可持续性，进一步提升医疗服务综合水平的策略。具备这类特征的区有朝阳区、丰台区、通州区。

朝阳区为中心城区之一，社会经济发展水平较高，人口众多，拥有较丰富的优质医疗资源。朝阳区拥有感染性疾病诊疗和防控所需的各类卫生专业技术人员，各类资源总量在 16 个辖区内居上游水平，但因辖区内人口较多，人均感染性疾病诊疗资源在 16 个辖区中居中游水平。住院医疗服务综合水平在 16 个辖区中属上游，因此朝阳区也是通州区、顺义区、昌平区、怀柔区、平谷区、密云区、延庆区居民跨区就诊的首选目的地，也是房山区就诊的主要目的地之一。

丰台区为中心城区之一，人口众多，拥有较丰富的优质医疗资源。丰台区拥有感染性疾病诊疗和防控所需的各类卫生专业技术人员，但综合医院均未配置负压病房床位。除负压病房床位外的其他各类资源总量在 16 个辖区中多居上游水平，但因辖区内常住人口较多，资源的人均水平在 16 个辖区中居中游水平。住院医疗服务综合水平在 16 个辖区中属上游，因此丰台区也是大兴区居民跨区就诊的首选目的地，也是房山区跨区就诊的主要目的地之一。

通州区为城市副中心，近年来辖区内医疗资源投入增长快，但感染性疾病诊疗与防控方面的医疗资源配置不到位现象较突出，感染性疾病诊疗和防控所需的各类卫生专业技术人员中，缺少公共卫生类医师，相关卫生人力资源配置的总量和人均量都较少，在 16 个辖区中属中游偏下水平；虽配置了一定量的感染性疾病诊疗床位数，但未配置负压病房床位。通州区作为北京副中心，未来的人口承载量与人口流动情况将会有明显增长，目前感染性疾病医疗资源配置水平与其地位极不相称。近年医疗资源的投入增长很快，但在目前的感染性疾病的医疗资源配置数据上尚无明显显现，可能相关资源从投入到充分发挥作用尚需一点时间。虽然通州区感染性疾病的医疗服务利用高于全市平均水平，但仍有相当于1/5本区住院量的患者选择区外就医，揭示该区内感染性疾病诊疗能力暂未能满足服务需求。

（3）资源配置水平和服务利用水平均较低

具备资源配置水平和服务利用水平均较低这类特点的辖区的感染性医疗资源配置水平不高，相关资源的人均拥有量较低，一些资源在部分行政辖区的配置存在空白；医疗服务综合水平较低，区域内的感染性疾病医疗服务多不能满足本区居民的需求，因此居民跨区就诊率比较高。居民多流向相近的优质感染性疾病医疗资源较丰富的城区。对这些辖区的感染性医疗资源配置应结合各区实际情况，采取增加资源配置，提升医疗服务综合水平的策略。具备这类特征的区有房山区、顺义区、昌平区、大兴区、怀柔区、平谷区、密云区、延庆区。

房山区属平原新城，医疗资源在十远郊区中相对比较丰富。感染性疾病诊疗方面的资源配置明显不足，主要体现在虽然房山区拥有感染性疾病诊疗和防控所需的各类卫生专业技术人员，但人均拥有量在16个辖区中属中等偏下水平，且没有配置任何床位。

顺义区属平原新城，医疗资源较低。感染性疾病诊疗方面的资源配置在16个辖区中居下游水平。感染性疾病诊疗和防控所需的各类卫生专业技术人员中，公卫医师人数较其他远郊区多，但没有配备专业医生，虽配备有一定量的专业护士，但人均拥有量在16个辖区中属下游水平。床位配置方面，配置有负压病房床位数，但没有专科床位。

昌平区属平原新城，人口众多，既往医疗资源拥有量较少，近年有明显改善。感染性疾病医疗资源配置方面，昌平区拥有感染性疾病诊疗和防控所需的各类卫生专业技术人员，但人数少，总量在16个辖区中居中等偏下水平，且因区域内人口较多，各类相关的医疗资源的人均水平特别是医护人员人均水平较低，在16个辖区中居下游水平。昌平区的住院医疗服务综合水平在16个辖区中居中游，但昌平的居民跨区就诊率较高，提示昌平的医疗服务资源配置还不能完全满足本区居民的需求。

大兴区属平原新城，近年人口增长迅速，医疗资源较少，近年随着中心城区的缓解工作，医疗资源配置方面有所改善。感染性疾病诊疗和防控方面的资源配置评价得分在全市16个辖区中居倒数第二，感染性疾病诊疗和防控所需的各类卫生专业技术人员中缺少公卫医师，且人力资源的总量和人均量较少，在16个辖区中属下游水平；虽有一定量的床位配置，但没有配置负压病房床位。

怀柔区属于生态涵养区，社会经济水平发展水平相对较低，区域内医疗资源较少。感染性疾病诊疗方面的资源配置水平为全市最低。缺少专门的床位配置；感染性疾病诊疗和防控所需的各类卫生专业技术人员中，公卫医师与执业（助理）医师均无，虽配备有一定量的专业护士，但人均拥有量在16个辖区中属下游水平。

平谷区属于生态涵养区，社会经济水平发展水平相对较低，区域内医疗资源较少。感染性疾病诊疗方面的资源配置水平总体较低。缺少专门的床位配置；感染性疾病诊疗和防控所需的各类卫生专业技术人员中缺少公卫医师，且相关卫生人力资源的总量较少，但因本区人口较少，人均拥有量要高于部分城区和近郊区，卫生人力资源配置在16个辖区中属中游水平。

密云区属于生态涵养区，社会经济水平发展水平相对较低，区域内医疗资源较少。感染性疾病诊疗方面的资源配置水平总体较低。缺少专门的床位配置；感染性疾病诊疗和防控所需的各类卫生专业技术人员中缺少公卫医师，且相关卫生人力资源的总量较少，但因本区人口较少，人均拥有量要高于部分城区和近郊区，卫生人力资源配置在16个辖区中属中游水平。

延庆区属于生态涵养区，社会经济水平发展水平相对较低，区域内医疗资源较少。感染性疾病诊疗方面的资源配置水平总体较低。缺少专门的床位配置；延庆区拥有感染性疾病诊疗和防控所需的各类卫生专业技术人员，但相关卫生人力资源的总量较少，因本区人口较少，人均拥有量要高于部分城区和近郊区，卫生人力资源配置在16个辖区中属中游水平。

（4）资源配置水平较高但服务利用水平较低

具备资源配置水平较高但服务利用水平较低这类特点的区，其感染性疾病相关医疗资源人均拥有量较高，但存在结构不合理或质量不高的问题。感染性疾病医疗服务综合水平不高，因而不能满足本区居民的需求，居民跨区就诊率比较高。对这些区的感染性疾病相关医疗资源配置应结合各区实际情况，采取优化资源配置结构，增加高质量的医疗资源，提升医疗服务综合水平的策略。具备这类特征的区有石景山区、门头沟区。

门头沟区属生态涵养区，经济发展水平较低，区域内存在诸多山区与半山区，医疗资源较少。门头沟区历史上为矿区，区域内较多肺部疾患，因此感染性疾病诊疗和防控卫生资源比较丰富，相关资源配置评价得分在16个辖区中排第一。拥有的专科床位数量高于其他各区，但没有配置负压病房床位；门头沟区拥有感染性疾病诊疗和防控所需的各类卫生专业技术人员，人均拥有量在16个辖区中属上游水平。门头沟区资源配置水平最高，但辖区内医疗服务利用却低于全市平均水平，且跨区就诊率和不合理跨区就诊率均最高。

石景山区为中心城区之一，虽然辖区内医疗资源总量少于其他5个城区，但辖区人口数量也少，因此各类医疗资源人均拥有量在16个辖区中属中上游水平。感染性疾病诊疗相关的资源配置方面，区里拥有感染性疾病诊疗和防控所需的各类卫生专业技术人员，人均拥有量在16个辖区中属中上游水平，但床位资源缺乏。

2. 感染性疾病医疗资源配置优化方案

（1）合理规划医疗资源，优化存量，保证增量

合理制定医疗资源规划，在制定规划时要充分考虑本区感染性疾病的实际需求与潜在需求。对于已有的感染性疾病医疗资源，应根据规划调控资源配置总量与结构，进行合理布局和改造提升。对新增或预备增加的医疗资源，应保证感染性疾病医疗资源配置量，重视各类配置资源之间的合理和均衡，特别是卫生人力资源方面要注意引进高端人才，完善相关人才梯队的建设。为进一步提高感染性疾病诊疗和防控水平奠定良好基础。（适用于通州区、门头沟区、石景山区）

（2）增加投入，完善感染性疾病医疗资源配置

本地政府应重视感染性疾病的诊疗和防控工作，增加感染性疾病医疗资源的投入，补齐床位配置和卫生专业人员配置短板，加大传染病医疗的财政投入。逐步优化相关医疗资源结构，提高医院管理水平，加强人才培养和学科建设，进一步提高服务效率和服务水平。（适用于房山区、顺义区、昌平区、大兴区、怀柔区、平谷区、密云区、延庆区）

（3）建立感染性疾病医疗资源配置动态调整机制

医疗资源的配置应与当地居民的需求相协调，兼顾公平与效率。应根据区域内人口变化状况、居民的需求，优化医疗资源的投入特别是卫生人力资源的投入，补上专业医疗资源配置短板，逐步建立相关资源动态调整机制，以更好地满足居民不断增长的医疗服务需求和未来疾病防控的要求。（适用于东城区、西城区、朝阳区、丰台区、海淀区）

（4）提升感染性疾病医疗服务综合能力，形成专业优势

针对感染性疾病中的非传染性疾病，应在目前感染性疾病诊疗能力基础上，进一步加强人才培养，引进更多高端人才，推进相关学科的发展，提升疑难重症诊治能力和多学科协作综合诊疗服务能力。在感染性疾病的某些专病、专科方面逐步形成技术优势，使本区成为一个或多个专业技术支援基地和人才培养基地。（适用于东城区、西城区、朝阳区、丰台区、海淀区）

在传染性疾病方面，应进一步促进区域内传染病专科医院的学科发展，加强传染病学科建设，培养学科带头人；强化传染病专科医院的科研能力和科研转化能力。健全相关人才培养机制，建立高水平的人才梯队，健全战略储备制度，做到招即能战；发挥传染病专科医院人才培养基地和业务指导作用，提高各医疗机构的传染病防治能力。（适用于朝阳区、丰台区、海淀区）

（5）加强卫生人力资源建设，提升诊疗水平

卫生人才是医疗服务水平提高的关键力量。要不断引进感染性疾病诊疗和研究方面优秀的医疗人才，并采取相应的措施留住优秀人才，从整体上提高本区的诊疗水平。加强对卫生专业技术人员的培养和培训，建立科学合理的培训制度，可通过与医疗水平较高的辖区合作，采取“引

进来、走出去”的方式定期举办专业知识和职业素养的专业化培训，为医务人员设置合理的晋升渠道，加快人才梯队建设的速度。（适用于房山区、顺义区、昌平区、大兴区、怀柔区、平谷区、密云区、延庆区）

（6）提升医疗机构管理水平，实行床位资源动态管理

随着社会经济水平的提高、卫生防控能力的不断增强，传染性疾病患者少，综合医院为之专门配备人员和床位从经济核算角度来看是入不敷出的，因而不少医院为传染病的诊治配备的资源少，甚至没有配置。建议提高医疗机构管理水平，实现全院床位资源的统筹动态管理，为传染病的诊治配备一定的床位资源，做好相关人员的培训、演练，这些资源平时跨科共享，需要时可及时起用。（适用于房山区、顺义区、昌平区、大兴区、怀柔区、平谷区、密云区、延庆区）

（7）加强跨区域协同，实现共同发展

传染病作为一种能在人与人、动物与动物或人与动物之间相互传播的疾病，其传播范围不受人为划定的各行政区域界限而限制。北京市人口密度大，人员流动频繁，COVID-19 疫情防控难度表明北京市仍然面对着传染病带来的严峻挑战。因此，除了要加强各区相关卫生资源配置，强化本区的传染性疾病防控和救治能力外，还应做好各区之间的跨区协同，建立跨区协同机制，特别是城六区与相近的远郊区之间的跨区协同，以及时对防控救治力量薄弱的地区进行支援，加快全市整体的突发传染性疾病应对水平。非传染性疾病各区域特别是城、郊间的资源配置和诊疗水平存在较大差异，为加强北京市的区域均衡发展，提升医疗基础薄弱地区人民的健康福祉，也应建立跨区协同机制，以加快相关区域的卫生发展，更好地满足这些区域居民的相关医疗服务需求。

加强跨区域协同需建立以下机制：①沟通协作机制。参与区域协同

的各个区建立联席会议机制或指定专门部门负责各区之间的沟通协调。日常保证各区之间信息交流渠道畅通及时交流相关信息，协调业务交流合作。“战时”加强各区之间相关信息的同步和行动协调。②医疗协作机制。在“平时”，推进区域协同各区之间感染性疾病优质医疗卫生资源共享，发挥信息技术作用，加强各区间的医疗协作和技术支持。推动各区医疗机构之间人才培养、专业培训方面的合作。加强医疗应急协同训练。③应急支援机制。在一方发生突发公共卫生事件时，其他合作方要在最短时间内联动响应、提供支援。

本着就近、高效、资源互补的原则，建立若干区域之间的跨区协同组合。以感染性疾病诊疗能力较强的几个城区为中心，参考远郊十区的跨区就诊情况，确定跨区协同区域组合如下：一为东城区、西城区、朝阳区、丰台区、石景山区、海淀区，这个组合主要考虑到城六区虽然感染性疾病诊疗能力普遍较强，但各区之间联系紧密，交通便捷，人口流动频繁，居民跨区工作、学习现象普遍，一旦一方发生突发重大公共卫生事件，可能会迅速波及其他各方，因此有必要加强城六区之间的协同；二为东城区、西城区、朝阳区、顺义区、怀柔区、平谷区、密云区、延庆区，这个组合主要考虑了北部郊区的协同需要；三为西城区、朝阳区、丰台区、石景山区、海淀区、门头沟区、房山区、大兴区，这个组合主要考虑了南部、西部郊区的协同需要；四为东城区、西城区、朝阳区、通州区，这个组合主要考虑了城市副中心的协同需要。

谭　鹏　王　梅　陈　吟　郝一炜

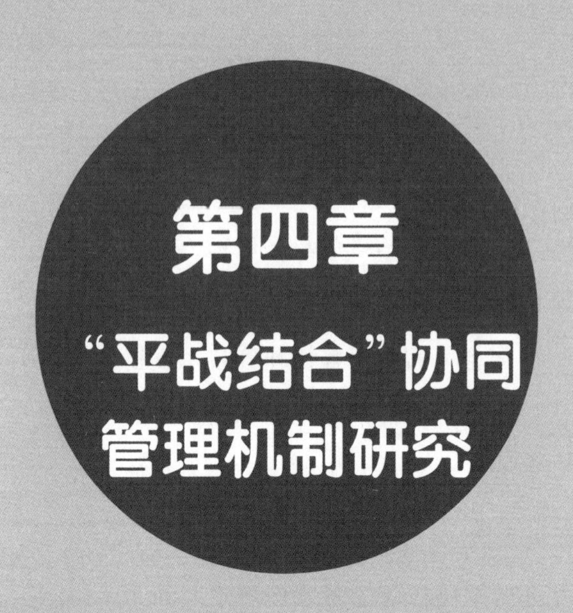

第四章 “平战结合”协同管理机制研究

第一节　研究概述

医院感染性疾病专科诊疗资源的合理储备、有效组织和高效调配，是重大传染病疫情防控救治体系建设的基础性工作。如何建立与完善医院的“平战结合”协同管理机制，有效准备和响应包括重大传染病疫情在内的突发公共卫生事件，是本研究的重要内容之一。

一、“平战结合”视角下的协同管理机制研究

机制泛指一个工作系统的组织或部分之间相互作用的过程和方式。

本研究将医院感染性疾病专科诊疗资源“平战结合”协同管理机制定义为：医院在“平时”和“战时”状态下，各工作领域实现感染性疾病专科诊疗资源有效组织和高效调配的协同管理过程和方式。

本研究组建了包括医务管理者、临床专家、研究者等相关方在内的多学科研究团队。通过内部专家研讨，首先回顾性梳理疫情应对工作中医院的现实管理需求，定义了两类“平战结合”协同管理机制，即“平时”状态下的准备机制和“战时”状态下的响应机制，既包括院内部门间的协同，又涉及对外的院际间调配；其次结合医院在疫情应对工作中的实践经验和教训，确定了本研究重点关注的5个协同管理机制建设重点领域，即组织体系、医疗救治、空间管理、人员装备管理、培训演练。

组织体系领域的协同管理机制，关注如何建立高效的领导指挥应急组织体系、医院感染防控应急工作管理体系、科研攻关应急工作管理体系、应急管理制度体系、医疗救治应急管理体系。

医疗救治领域的协同管理机制，关注如何提升发热门诊的响应、门急诊部门的响应、手术部门的准备、器官捐献与获取工作的响应、新发传染病康复患者出院随访等工作的管理协同性。

空间管理的协同管理机制，关注如何提升传染病医院建筑布局的准备度和综合医院病区调整响应的可行性。

人员装备管理的协同管理机制，关注如何进行医务人员内部调配、外派人员应急调配、医疗设备及物资应急调配的准备。

培训演练的协同管理机制，关注如何开展重大传染病疫情医院应急培训和突发公共卫生事件医院应急处置演练。

针对上述各领域协同管理机制的研究，以标准化管理指南开发为载体，通过产出相应机制建设领域目标清晰和行动方案明确的规范化管理建议，为提升医院“平战结合”协同管理能力提供管理工具，同时基于典型医院的管理指南应用案例，为同行提供实践参考。

二、标准化管理指南的形成

本研究以世界卫生组织风险沟通和社区参与（Risk Communication and Community Engagement，RCCE）领域的官方指南和核对表（checklist）为蓝本，同时参考指南研究与评价工具（Tools of Appraisal of Guidelines for Research & Evaluation，AGREE Ⅱ）的相关要求，拟定了标准化管理指南的内容要素框架，包含行动领域、指南类别、适用对象、指南目的、行动清单、指南贡献6个模块的内容。

指南研究组建了包括医务管理者、临床专家、研究者等相关方在内的多学科研究团队。首先，依据《国家突发公共卫生事件应急预案》《全国医疗机构卫生应急工作规范（试行）》《北京市突发公共卫生事件应急条例》等相关文件要求，结合首都医科大学附属北京佑安医院和首都医科大学附属北京朝阳医院在2020年COVID-19疫情防控的背景下，依据法律、法规、部门规章、政策性文件等建立完善和拓展更新的系统性内部管理举措，确定了本研究重点关注的5个协同管理机制建设重点领域，即组织体系、医疗救治、空间管理、人员装备管理、培训演练，通过整理汇总34位专家意见形成了24项指南草案。

基于指南草案，研究团队召开8轮共识会议，通过德尔菲法对草案予以研讨与修订，进一步明确和凝练管理指南的适用对象和场景、准备或响应的行动清单及推荐性意见等核心内容，同时对部分成熟度不足的指南予以删减或合并，进而形成了17项指南初稿。

在形成指南初稿的基础上，研究团队在2022年3月至4月期间，通过函询的形式开展外部专家评议，广泛征询包含国家级、省级、地市级和基层医院的各管理领域专家意见，邀请专家重点对指南初稿的工作目标和行动方案的适宜性，行动方案内容的必要性、可操作性、可推广性予以定量评价。外审函询专家共34人次，反馈25人次，回复率73.5%；外审专家修改建议共70条，接受修改45条，接受率64.3%，各领域指南的名称以及专家定量评价结果见附表11。

基于上述过程，本研究将最终形成的17项指南建议稿（表4-1）命名为“突发公共卫生事件医院准备和响应行动方案系列管理指南”（Hospital Preparedness and Response Action Plan Guidance for Public Health Emergency，HRG-PHE）。

表4-1 突发公共卫生事件医院准备和响应行动方案系列管理指南的主要内容

领域	序号	指南名称	指南类别	适用对象
组织体系	1	领导指挥应急组织体系响应指南	响应	综合/传染病医院
	2	医院感染防控应急工作管理体系响应指南	响应	综合/传染病医院
	3	科研攻关应急工作管理体系响应指南	响应	综合/传染病医院
	4	应急管理制度体系响应指南	响应	综合医院
	5	医疗救治应急管理体系响应指南	响应	传染病医院
医疗救治	1	发热门诊的响应指南	响应	综合/传染病医院
	2	门急诊部门的响应指南	响应	综合/传染病医院
	3	手术部门的准备指南	准备	综合/传染病医院
	4	器官捐献与获取工作的响应指南	响应	综合/传染病医院
	5	新发传染病康复患者出院随访管理指南	响应	传染病医院

续表

领域	序号	指南名称	指南类别	适用对象
空间管理	1	传染病医院建筑布局准备指南	准备	传染病医院
	2	综合医院病区调整响应指南	响应	综合医院
人员装备管理	1	医务人员内部调配准备指南	准备	综合 / 传染病医院
	2	外派人员应急调配准备指南	准备	综合医院
	3	医疗设备及物资应急调配准备指南	准备	综合 / 传染病医院
培训演练	1	重大传染病疫情医院应急培训响应指南	响应	传染病医院
	2	突发公共卫生事件医院应急处置演练准备指南	准备	综合医院

三、标准化管理指南的应用

HRG-PHE分为准备指南和响应指南两类，前者适用于指导医院在“平时”开展突发公共卫生事件应急能力的组织规划、能力储备、管理提升；后者适用于指导医院在“战时”高效响应突发公共卫生事件的领导指挥、医疗救治、监测检验、卫生防护等突发性需求的管理响应。

两类指南分别对应“平时”和“战时”两种场景下的指引性管理建议，具体内容包含行动领域、适用对象、指南目的、行动清单四类核心信息，其中行动清单部分，给出了工作目标和行动方案的具体推荐性意见。提升突发公共卫生事件的准备和响应能力是公立医院承担和履行公共卫生职能的重要基础，HRG-PHE 可为医院加强自身公共卫生职能建设提供具体的管理指引。

指南贡献部分标示的执笔专家对指南的起草负责，工作组成员参与了指南建议稿的实质性修订工作，秘书组成员参与了指南内部和外部审议的全部过程，外审专家参与了指南初稿的审议与评阅。同行专家在应用指南的过程中，有任何疑问或建议，可与执笔专家联系。

四、指南应用案例的来源

参照 HRG-PHE 相应指南在首都医科大学附属北京佑安医院和首都医科大学附属北京朝阳医院的实际转化应用情况，本研究针对部分指南总结和撰写了管理实践的真实案例，作为医院落实“平战结合”协同管理机制的参考。

案例内容中，既包含相关通用性管理指南所推荐的行动方案，在医院实际转化落地过程中的现实情景和具体措施记录，也包含研究团队相关专家针对案例实施过程中，对成功经验以及缺憾不足的总结与思考，以期为管理指南在未来的推广和应用提供镜鉴。

五、利益相关说明

HRG-PHE 建议稿在研究和形成过程中，研究团队的全体成员与参与外部评审的专家，均声明和保证与任何企业不存在利益相关和冲突，研究工作所需的会务、专家和劳务支出，均由 2021 年首都卫生发展科研专项公共卫生项目“北京地区感染性疾病诊疗资源配置优化和应急保障策略研究”资助。

第二节　系列管理指南的建议稿

本节的内容主要是基于以首都医科大学附属北京佑安医院和首都医科大学附属北京朝阳医院为研究现场，研究团队通过协同攻关研制得到的 HRG-PHE 建议稿。这些管理指南涉及以重大传染病疫情为主的突发公共卫生事件准备和响应的五个核心行动领域，是医院建立“平战结合”协同管理机制的重要基础。

每个领域的指南均给出本研究团队形成的建议稿，包括了明确的工作目标和行动方案，既是两个研究现场“平战结合”协同管理机制建设成熟经验的凝练与论证结果，也可供同类医院参考借鉴。

一、组织体系领域

（一）领导指挥应急组织体系响应指南

1. 指南类别

响应指南。

2. 适用对象

综合医院、传染病医院。

3. 指南目的

本文提供了在应对重大传染病疫情时，医院在组织体系领域建立有效领导指挥的响应行动清单。目的是为综合医院和传染病医院在“战时”建立完善领导指挥组织体系提供可操作性的指导，以帮助综合医院和传染病医院解决应急状态下出现的各种问题,加强领导指挥,提升管理效能。

4. 行动清单

4.1 工作目标

□ 建立完善的领导指挥应急组织体系

□ 实现应急组织体系的有效管理联动

4.2 行动方案

4.2.1 领导指挥应急组织体系

□ 建立应急领导小组负责应急指挥

√ 加强党委领导，党政主要领导担任组长。

√ 分管院领导任副组长，其他院领导和相关职能部门负责人任组员。

□ 建立应急领导小组办公室负责应急管理

√ 依托医疗管理部门或专门的应急管理部门承担应急领导小组办公室具体工作。

√ 负责落实应急领导小组的决定，统筹指导全院应急响应工作。

□ 建立医疗专家组辅助应急领导小组决策

√ 拟定院内多学科诊疗救治方案。

√ 综合循证证据提供临床诊疗和管理决策建议。

4.2.2 应急业务需求响应的管理联动

√ 依托行政管理体系建立应急业务单元。

√ 依托医疗管理部门建立医疗救治单元，负责院内医疗救治和院际会诊。

√ 依托医院感染管理部门建立医院感染和疾病预防控制单元，负责规定防护级别、动线管理、疫情报告、消毒隔离、医院感染培训。

√ 依托物资器械管理部门建立后勤保障单元，负责物资调配、应急采购、捐赠物资管理。

√ 依托统计职能部门建立信息报送单元，负责应急信息和数据的采集、整理、统计、报送工作。

√ 依托党务部门建立宣传动员单元，负责思想动员、宣传报道、舆情处理、员工关爱。

√ 依托纪检监察部门建立工作督导单元，负责应急业务督导工作，形成闭环管理。（医院领导指挥应急组织体系架构见图 4-1）

□ 建立应急业务单元联动响应工作制度

√ 制定应急业务单元定期联席会议工作制度。

√ 制定应急业务单元工作定期报告制度。

√ 制定应急业务单元应急响应工作终止制度。

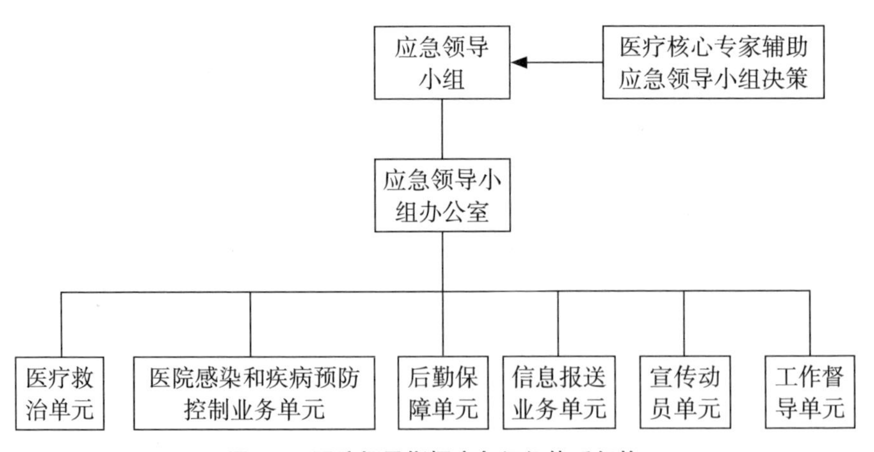

图 4-1　医院领导指挥应急组织体系架构

指南贡献

执笔专家（按姓名汉语拼音排序）：曹欣昕（首都医科大学附属北京朝阳医院医务处），胡中杰（首都医科大学附属北京佑安医院），焦震宇（首都医科大学附属北京朝阳医院质量控制与评价办公室），王璐（首都医科大学附属北京佑安医院医务处）。

工作组成员（按姓名汉语拼音排序）：陈志航（首都医科大学附属北京朝阳医院人力资源部），高凤莉（首都医科大学附属北京朝阳医院护理部），谷丽（首都医科大学附属北京朝阳医院感染和临床微生物科），李利珍（首都医科大学附属北京朝阳医院党委办公室），李冉（首都医科大学附属北京朝阳医院感染和临床微生物科），李柱涛（首都医科大学附属北京佑安医院筹建办），刘永哲（首都医科大学附属北京朝阳医院感染和临床微生物科），马雪（首都医科大学附属北京朝阳医院医务处），梅雪（首都医科大学附属北京朝阳医院急诊医学科），施云建（首都医科大学附属北京朝阳医院后勤保障部），王超宇（首都医科大学附属北京朝阳医院感染和临床微生物科），王明刚（首都医科大学附属北京朝阳医院医务部、门诊办公室），吴满童（首都医科大学附属北京朝阳医院保卫处），张玉华（首都医科大学附属北京朝阳医院物资器械中心），周彤（首都医科大学附属北京朝阳医院院长办公室）。

秘书组成员（按姓名汉语拼音排序）：陈吟（北京市卫生健康大数据与政策研究中心），高摘星（北京市卫生健康大数据与政策研究中心），郭默宁（北京市卫生健康大数据与政策研究中心），胡广宇（中国医学科学院卫生政策与管理研究中心），李昂（北京市卫生健康大数据与政策研究中心），刘婉如（北京大学国际医院）。

外审专家（按姓名汉语拼音排序）：黄晶（中国医学科学院北京协和医院），蒋锋（上海交通大学健康长三角研究院），秦忠良（通辽市传染病医院、国家感染性疾病医疗质量控制中心），翁山耕（福建医科大学附属第一医院）。

（二）医院感染防控应急工作管理体系响应指南

1. 指南类别

响应指南。

2. 适用对象

综合医院、传染病医院。

3. 指南目的

本文提供了在应对重大传染病疫情时医院在组织体系领域实现有效院内感染防控的应急响应行动清单。目的是为综合医院和传染病医院在“战时”建立完善的医院感染防控应急工作管理体系提供可操作性的指导，以帮助医院在应急状态下高效、高质量地完成感染防控工作。

4. 行动清单

4.1　工作目标

□ 提升疫情期间的医院感染防控水平

□ 避免特殊病原体或新发病原体的医院感染

4.2　行动方案

4.2.1　加强应急状态下的感染防控制度建设

□ 完善重大传染病疫情期间医院感染控制规范

√ 更新应急期间医用防护用品使用指南。

√ 更新应急期间医疗器械及环境物表消毒工作的管理规定。

√ 更新应急期间医院感染处置管理办法。

□ 执行医院感染每日监督检查制度

√ 建立门诊和住院病区院内感染网格化管理及每日监督检查制度。

√ 建立医院感染问题台账。

√ 定期研判医院感染风险并推动及时整改。

□ 强化医院感染防控工作专题培训

√ 根据重大传染病疫情流行态势持续开展人员防护宣教。

√ 定期开展全员医院感染防控专题轮训。

4.2.2 落实医院感染防控责任

□ 依法及时上报传染病监测病例

√ 确定上报传染病监测病例的主责人员及流程。

√ 在法定时限内上报疑似或确诊传染病病例。

□ 强化医院环境清洁消毒及环境监测工作

√ 提升医院内不同风险区域的清洁消毒频次。

√ 提升医院内不同风险区域的环境卫生监测频次。

□ 妥善处置医疗废物

√ 根据《医疗废物管理条例》落实传染病患者相关医疗废物处置要求。

√ 设立医疗废物集中处置机构备选名单，以备应急状态下遴选替补。

指南贡献

执笔专家（按姓名汉语拼音排序）：崔璨（首都医科大学附属北京佑安医院感染管理与疾病预防控制处），刘冰（首都医科大学附属北京朝阳医院医院感染与疾病控制处），马迎民（首都医科大学附属北京佑安医院），王宏伟（首都医科大学附属北京朝阳医院医院感染与疾病控制处）。

工作组成员（按姓名汉语拼音排序）：陈志航（首都医科大学附属北京朝阳医院人力资源部），高凤莉（首都医科大学附属北京朝阳医院护理部），谷丽（首都医科大学附属北京朝阳医院感染和临床微生物科），李利珍（首都医科大学附属北京朝阳医院党委办公室），李冉（首都医科大学附属北京朝阳医院感染和临床微生物科），刘永哲（首都医科大学附属北京朝阳医院感染和临床微生物科），马雪（首都医科大学附属北京朝阳医院医务处），梅雪（首都医科大学附属北京朝阳医院急诊医学科），孙蕊（首都医科大学附属北京佑安医院筹建办），施云建（首都医科大学附属北京朝阳医院后勤保障部），王超宇（首都医科大学附属北京朝阳医院感染和临床微生物科），王明刚（首都医科大学附属北京朝阳医院医务部、门诊办公室），吴满童（首都医科大学附属北京朝阳医院保卫处），赵前前（首都医科大学附属北京朝阳医院信息中心），张玉华（首都医科大学附属北京朝阳医院物资器械中心），周彤（首都医科大学附属北京朝阳医院院长办公室）。

秘书组成员（按姓名汉语拼音排序）：陈吟（北京市卫生健康大数据与政策研究中心），高摘星（北京市卫生健康大数据与政策研究中心），郭默宁（北京市卫生健康大数据与政策研究中心），胡广宇（中国医学科学院卫生政策与管理研究中心），李昂（北京市卫生健康大数据与政策研究中心），刘婉如（北京大学国际医院）。

外审专家（按姓名汉语拼音排序）：胡中杰（首都医科大学附属北京佑安医院），黄晶（中国医学科学院北京协和医院），蒋锋（上海交通大学健康长三角研究院），秦忠良（通辽市传染病医院、国家感染性疾病医疗质量控制中心），翁山耕（福建医科大学附属第一医院）。

（三）科研攻关应急工作管理体系响应指南

1. 指南类别

响应指南。

2. 适用对象

综合医院、传染病医院。

3. 指南目的

本文提供了在应对重大传染病疫情时，医院在组织体系领域开展应急科研攻关的响应行动清单。目的是为综合医院和传染病医院在“战时”建立完善的科研攻关工作管理体系提供可操作性的指导，以帮助综合医院和传染病医院在应急状态下，建立以需求牵引、突出重点、协作攻关、科学决策为导向的科研攻关机制。

4. 行动清单

4.1 工作目标

□ 建立应急科研攻关组织体系

□ 规范应急科研攻关项目管理

4.2 行动方案

4.2.1 应急科研攻关组织体系

□ 建立应急科研攻关组织体系

- √ 成立应急科研攻关领导小组，负责应急科研攻关立项决策与资源调度。
- √ 建立应急科研攻关管理办公室，统筹管理应急科研攻关的选题征集、伦理审查、临床研究资源整合、物资保障安排、成果转化应用。

√ 成立应急科研攻关专家组，支撑科研攻关领导小组决策。

4.2.2 应急科研攻关项目管理

□ 建立应急科研攻关规范管理机制

√ 面向一线临床需求公开征集攻关选题。

√ 建立“揭榜挂帅”的应急攻关组织机制。

√ 建立应急攻关的阶段性进展通报机制。

√ 开通临床审查和伦理审查的绿色通道机制。

指南贡献

执笔专家（按姓名汉语拼音排序）：冯英梅（首都医科大学附属北京佑安医院科技处）、孟莎（首都医科大学附属北京佑安医院科技处）。

工作组成员：巩曼雅（首都医科大学附属北京佑安医院筹建办）。

秘书组成员（按姓名汉语拼音排序）：陈吟（北京市卫生健康大数据与政策研究中心），高摘星（北京市卫生健康大数据与政策研究中心），郭默宁（北京市卫生健康大数据与政策研究中心），胡广宇（中国医学科学院卫生政策与管理研究中心），李昂（北京市卫生健康大数据与政策研究中心），刘婉如（北京大学国际医院）。

外审专家（按姓名汉语拼音排序）：胡中杰（首都医科大学附属北京佑安医院），黄晶（中国医学科学院北京协和医院），蒋锋（上海交通大学健康长三角研究院），秦忠良（通辽市传染病医院、国家感染性疾病医疗质量控制中心），翁山耕（福建医科大学附属第一医院）。

（四）应急管理制度体系响应指南

1. 指南类别

响应指南。

2. 适用对象

综合医院。

3. 指南目的

本文提供了在应对重大传染病疫情时，医院在组织体系领域建立有序的应急管理制度的响应行动清单。目的是为综合医院在“战时”状态下建立统一规范的应急管理制度体系提供可操作性的指导，以帮助综合医院在应急状态下做到院内管理有序，保障有力，行为规范有据可依。

4. 行动清单

4.1 工作目标

□ 动态完善应急管理制度

□ 保障应急管理有序有据

4.2 行动方案

4.2.1 全院应急管理制度体系

□ 建立分级应急管理制度体系

√ 按全院、职能管理部门、业务科室、个人分级制定应急管理制度。

√ 分管医疗的院级领导负责牵头全院体系的制度制定。

√ 医务部门负责各级应急管理制度的统筹、审核、监督执行。

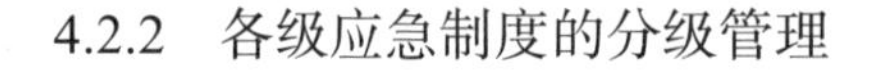

4.2.2　各级应急制度的分级管理

□ 院级应急制度的管理

√ 党政综合管理部门负责将上级的应急管理党政要求纳入院级制度。

√ 医务部门统筹负责院级应急管理制度文件的起草和修订。

√ 应急领导小组负责院级应急管理制度文件的审核批准。

□ 职能部门应急制度的管理

√ 各职能部门依据上级及院内要求制定本部门应急制度。

√ 各职能管理部门负责人主持制度撰写及落实。

√ 明确本部门在应急事件中的主要任务、本部门应急工作人员组织架构及职责、本部门应急相关流程及应急预案。

□ 业务科室应急制度的管理

√ 各业务科室依据院内要求制定本科室应急制度。

√ 各科室主任主持制度撰写及落实。

√ 明确本科室在应急事件中的主要任务、本科室应急工作人员构成及职责、本科室应急相关预案、本科室应急装备管理方案。

□ 个人应急要求的管理

√ 人事管理部门负责研提职工应急管理要求。

√ 实行全员应急管理要求的全覆盖。

√ 实行健康状况监测的全覆盖。

⏵⏵⏵ 指南贡献

执笔专家（按姓名汉语拼音排序）：孟洁（首都医科大学附属北京朝阳医院门诊办公室），任静（首都医科大学附属北京佑安医院），袁晓青（首都医科大学附属北京佑安医院），周雪（首都医科大学附属北京朝阳医院门诊办公室）。

工作组成员（按姓名汉语拼音排序）：陈志航（首都医科大学附属北京朝阳医院人力资源部），高凤莉（首都医科大学附属北京朝阳医院护理部），谷丽（首都医科大学附属北京朝阳医院感染和临床微生物科），李利珍（首都医科大学附属北京朝阳医院党委办公室），李冉（首都医科大学附属北京朝阳医院感染和临床微生物科），刘永哲（首都医科大学附属北京朝阳医院感染和临床微生物科），马雪（首都医科大学附属北京朝阳医院医务处），梅雪（首都医科大学附属北京朝阳医院急诊医学科），施云建（首都医科大学附属北京朝阳医院后勤保障部），王然（首都医科大学附属北京佑安医院总务处），王超宇（首都医科大学附属北京朝阳医院感染和临床微生物科），王明刚（首都医科大学附属北京朝阳医院医务部、门诊办公室），吴满童（首都医科大学附属北京朝阳医院保卫处），张玉华（首都医科大学附属北京朝阳医院物资器械中心），周彤（首都医科大学附属北京朝阳医院院长办公室）。

秘书组成员（按姓名汉语拼音排序）：陈吟（北京市卫生健康大数据与政策研究中心），高摘星（北京市卫生健康大数据与政策研究中心），郭默宁（北京市卫生健康大数据与政策研究中心），胡广宇（中国医学科学院卫生政策与管理研究中心），李昂（北京市卫生健康大数据与政策研究中心），刘婉如（北京大学国际医院）。

外审专家（按姓名汉语拼音排序）：胡中杰（首都医科大学附属北京佑安医院），黄晶（中国医学科学院北京协和医院），蒋锋（上海交通大学健康长三角研究院），秦忠良（通辽市传染病医院、国家感染性疾病医疗质量控制中心），翁山耕（福建医科大学附属第一医院）。

（五）医疗救治应急管理体系响应指南

1. 指南类别

响应指南。

2. 适用对象

传染病医院。

3. 指南目的

本文提供了在应对重大传染病疫情时，传染病定点救治医院在组织体系领域建立医疗救治应急管理体系的响应行动清单。目的是为传染病医院在“战时”建立医疗救治应急工作体系提供可操作性的指导，以帮助传染病医院解决应急状态下，迅速开展医疗救治，保障医疗安全的问题。

4. 行动清单

4.1　工作目标

☐ 加强医疗救治业务单元能力建设

☐ 实现应急救治的有序响应

4.2　行动方案

4.2.1　医疗救治业务单元能力建设

☐ 设立急诊救治专家组

　√ 专家专业应至少包括：感染、重症医学、麻醉、急诊急救。

☐ 设立疑难危重病例会诊专家组

　√ 专家专业建议包括：感染、呼吸、消化、心血管、神经、中医、检验、影像。

☐ 设立辅助治疗专家组

√ 专家专业应至少包括：护理、心理、营养、药学。

□ 设立应急医疗队

√ 以急诊急救医生为主体分组设置梯队，实行轮替管理。

√ 承担院内应急急救任务。

√ 将小型急救设备及耗材纳入应急医疗队的物资供应和储备清单。

4.2.2 应急救治响应制度

□ 建立及时响应制度

√ 根据应急收治需求有序启动医疗救治业务单元。

√ 医疗管理部门负责应急医疗队的统筹调度。

√ 医疗救治业务单元实行 24 小时轮值听班制。

√ 医疗救治业务单元实行 30 分钟内响应机制。

□ 建立及时会诊制度

√ 重型和危重型患者实行 24 小时定期会诊机制。

√ 建立临时急会诊后备专家名单。

√ 建立外部转诊人群院前就诊通道。

⏩ 指南贡献

执笔专家（按姓名汉语拼音排序）：向海平（首都医科大学附属北京佑安医院），张月宁（首都医科大学附属北京佑安医院医务处）。

工作组成员：巩雪峰（首都医科大学附属北京佑安医院总务处）。

秘书组成员（按姓名汉语拼音排序）：陈吟（北京市卫生健康大数据与政策研究中心），高摘星（北京市卫生健康大数据与政策研究中心），郭默宁（北京市卫生健康大数据与政策研究中心），胡广宇（中国医学科学院卫生政策与管理研究中心），李昂（北京市卫生健康大数据与政策研究中心），刘婉如（北京大学国际医院）。

外审专家（按姓名汉语拼音排序）：胡中杰（首都医科大学附属北京佑安医院），黄晶（中国医学科学院北京协和医院），蒋锋（上海交通大学健康长三角研究院），秦忠良（通辽市传染病医院、国家感染性疾病医疗质量控制中心），翁山耕（福建医科大学附属第一医院）。

二、医疗救治领域

（一）发热门诊的响应指南

1．指南类别

响应指南。

2．适用对象

综合医院、传染病医院。

3．指南目的

本文提供了在应对重大传染病疫情时，在医疗救治领域建立发热门诊应急救治体系的响应行动清单。目的是为综合医院和传染病医院在“战时”建立完善的发热门诊应急管理体系提供可操作性的指导，以帮助综合医院和传染病医院在应急状态下，充分发挥发热门诊“哨点”作用，提升救治效能。

4．行动清单

4.1　工作目标

☐ 提升发热门诊应急响应能力

□ 规范发热门诊应急响应管理

4.2 行动方案

4.2.1 发热门诊应急响应设置

□ 在非人员密集区域分区独立布局

√ 执行《发热门诊设置管理规范》《医院隔离技术规范》。

√ 设立独立挂号收费室、药房、放射影像室、普通标本化验室、特殊标本化验室。

√ 设置发热门诊工作人员休息场所并实行闭环管理。

□ 加强专用设备配备

√ 执行《发热门诊设置管理规范》，配备医疗、防护及消毒设备。

√ 医疗设备执行日巡检。

√ 通风排风及空调执行周洗消。

√ 消毒隔离设备执行日巡检。

√ 信息化设备执行周巡检。

□ 加强人员配备和培训

√ 执行《发热门诊设置管理规范》。

√ 医务人员执行 6 小时一个班次的排班管理。

√ 对医务人员开展感染控制和个人防护知识技能的周培训。

√ 对医务人员及配备的专职安保和保洁人员开展岗前培训。

4.2.2 发热门诊应急处置管理

□ 加强组织领导，合理安排人员班次

√ 发热门诊实行提级管理，由分管医疗的副院长负责。

√ 发热门诊应建立及时响应机制，并明确响应时限。

√ 发热门诊实施 24 小时开诊，人员轮班制。

□ 加强医务人员健康保障

√ 安排专门部门对发热门诊医务人员进行动态健康监测和管理。

√ 为发热门诊医务人员配备专职心理医生。

□ 实施发热门诊预检分诊

√ 所有发热门诊执行预检分诊机制。

√ 为分诊患者分类提供独立的等候和处置区域。

√ 针对患者感染风险设置差异化的动线和诊疗流程。

□ 明确疑似患者处置流程

√ 设立发热门诊疑似患者应急处置预案。

√ 发现疑似患者启动疑难危重病例会诊专家组会诊。

√ 确定疑似患者诊断后单间收治。

√ 发热门诊医务人员及时填报传染病报告卡。

√ 排除疑似诊断后患者方可离院。

√ 确诊患者转入定点医院，患者转出后就诊区域消毒。

□ 明确确诊患者处置流程

√ 设立发热门诊确诊患者应急处置预案。

√ 以实验室检验、检查阳性结果为启动哨点。

√ 对确诊患者的陪同家属、同时空其他患者及家属进行流行病学调查。

√ 发热门诊停诊封闭，对确诊患者及家属，就地予以单独区域隔离治疗，配发必要的防护用品，上报医院防控部门启动防控专家会诊机制。

√ 发热门诊医务人员填报传染病卡，根据传染病防控要求和属地政策，协同转运疑似患者及家属至定点医院。

√ 确诊患者在院其他时空接触患者及家属，在指定场所进行医学观察并采取其他必要的预防措施。

√ 对发热门诊等院内被传染病病原体污染的场所、物品以及医疗废物实施消毒和无害化处置。

⏩ 指南贡献

执笔专家（按姓名汉语拼音排序）：孟洁（首都医科大学附属北京朝阳医院门诊办公室），牟丹蕾（首都医科大学附属北京佑安医院感染综合科），周雪（首都医科大学附属北京朝阳医院门诊办公室）。

工作组成员（按姓名汉语拼音排序）：陈志航（首都医科大学附属北京朝阳医院人力资源部），范丽娟（首都医科大学附属北京佑安医院医务处），高凤莉（首都医科大学附属北京朝阳医院护理部），谷丽（首都医科大学附属北京朝阳医院感染和临床微生物科），李利珍（首都医科大学附属北京朝阳医院党委办公室），李冉（首都医科大学附属北京朝阳医院感染和临床微生物科），刘永哲（首都医科大学附属北京朝阳医院感染和临床微生物科），马雪（首都医科大学附属北京朝阳医院医务处），梅雪（首都医科大学附属北京朝阳医院急诊医学科），施云建（首都医科大学附属北京朝阳医院后勤保障部），王超宇（首都医科大学附属北京朝阳医院感染和临床微生物科），王明刚（首都医科大学附属北京朝阳医院医务部、门诊办公室），吴满童（首都医科大学附属北京朝阳医院保卫处），张玉华（首都医科大学附属北京朝阳医院物资器械中心），周彤（首都医科大学附属北京朝阳医院院长办公室）。

秘书组成员（按姓名汉语拼音排序）：陈吟（北京市卫生健康大数据与政策研究中心），高摘星（北京市卫生健康大数据与政策研究中心），郭默宁（北京市卫生健康大数据与政策研究中心），胡广宇（中国医学科学院卫生政策与管理研究中心），李昂（北京市卫生健康大数据与政策研究中心），刘婉如（北京大学国际医院）。

外审专家（按姓名汉语拼音排序）：韩白乙拉（通辽市传染病医院），简伟研（北京大学公共卫生学院），李进（深圳市第三人民医院），李六亿（北京大学第一医院），宋蕊（首都医科大学附属北京地坛医院），王力红（首都医科大学宣武医院），武迎宏（北京大学人民医院、北京市院感质控中心）。

（二）门急诊部门的响应指南

1. 指南类别

响应指南。

2. 适用对象

综合医院、传染病医院。

3. 指南目的

本文提供了重大传染病疫情期间医院的门急诊工作的响应行动清单。目的是为综合医院及传染病医院在疫情常态化下，保障门急诊工作的有序运行提供可操作性的指导，以帮助各医院解决预防和控制院内感染工作中的实际问题，保障常规门急诊诊疗工作的正常开展。

4. 行动清单

4.1　工作目标

☐ 提升门急诊应急响应能力

☐ 确保疑似患者的规范处置

4.2 行动方案

4.2.1 应急响应管理措施

□ 更新门急诊动线规划设计

√ 门急诊应有独立入口。

√ 应有独立的患者通道和员工通道。

√ 落实为患者提供独立就诊空间的工作要求。

□ 实施非急诊预约诊疗制度

√ 为患者提供多种预约挂号方式。

√ 全面实施分时段预约挂号、预约检查和预约治疗。

□ 提供互联网在线诊疗服务

√ 提供互联网在线诊疗咨询服务。

√ 提供互联网在线复诊处方服务。

□ 建立三级预检分诊制度

√ 设置三级预检分诊点。

√ 一级预检关口设置在医院入口，以进行测温、流行病学史调查和行程码信息核验登记为重点。

√ 二级预检关口设置在诊区入口，以二次测温、复核流调信息为重点。

√ 三级预检关口设置在诊室，以流调问诊，病史询问为重点。

□ 建立急诊隔离留观管理方案

√ 急诊区域设置不同功能的缓冲区，用于不同种类急危重症患者的紧急救治。

√ 建立急诊留观会诊制度，评估罹患新发突发传染病的风险。

√ 实施留观家属零陪护，由医院安排护工陪护制度。

4.2.2 传染性疾病疑似感染患者应急处置

□ 二级预检分诊应急处置流程

√ 由专人通过专用动线将患者护送至发热门诊单独诊室就诊。

√ 疑似患者就诊空间进行终末消毒。

□ 三级预检分诊应急处置流程

√ 就诊诊室关闭，接诊医护人员就地隔离。

√ 关闭空调和新风系统。

√ 引导诊室外其他候诊患者至其他诊室就诊。

√ 做好其他同一诊区患者的登记及分流工作。

√ 对患者进行流行病学调查、临床症状问诊，标本采集、检测及查体。

√ 通过专用动线将患者护送至发热门诊单独诊室就诊。

√ 对疑似患者就诊空间及动线进行终末消毒。

□ 门急诊区域隔离封闭管理应急预案

√ 接诊患者中发现疑似 / 确诊病例时启动预案。

√ 及时对外公开发布临时停诊信息。

√ 医院感染防控和安保部门调查患者当日就诊动线。

√ 医院感染防控部门划定封闭区域，同时将病例上报属地疾病预防控制中心。

√ 安保部门调派安保人员维持门诊区域秩序。

√ 启动封闭区域内医务人员和患者的风险沟通。

√ 对封闭区域外环境进行标本采集和终末消毒。

⏩ 指南贡献

执笔专家（按姓名汉语拼音排序）：孟洁（首都医科大学附属北京朝阳医院门诊办公室），于红卫（首都医科大学附属北京佑安医院门诊部），周雪（首都医科大学附属北京朝阳医院门诊办公室）。

工作组成员（按姓名汉语拼音排序）：陈志航（首都医科大学附属北京朝阳医院人力资源部），高凤莉（首都医科大学附属北京朝阳医院护理部），谷丽（首都医科大学附属北京朝阳医院感染和临床微生物科），李利珍（首都医科大学附属北京朝阳医院党委办公室），李冉（首都医科大学附属北京朝阳医院感染和临床微生物科），刘永哲（首都医科大学附属北京朝阳医院感染和临床微生物科），马雪（首都医科大学附属北京朝阳医院医务处），梅雪（首都医科大学附属北京朝阳医院急诊医学科），施云建（首都医科大学附属北京朝阳医院后勤保障部），王超宇（首都医科大学附属北京朝阳医院感染和临床微生物科），王明刚（首都医科大学附属北京朝阳医院医务部、门诊办公室），吴满童（首都医科大学附属北京朝阳医院保卫处），张志丽（首都医科大学附属北京佑安医院医务处），张玉华（首都医科大学附属北京朝阳医院物资器械中心），周彤（首都医科大学附属北京朝阳医院院长办公室）。

秘书组成员（按姓名汉语拼音排序）：陈吟（北京市卫生健康大数据与政策研究中心），高摘星（北京市卫生健康大数据与政策研究中心），郭默宁（北京市卫生健康大数据与政策研究中心），胡广宇（中国医学科学院卫生政策与管理研究中心），李昂（北京市卫生健康大数据与政策研究中心），刘婉如（北京大学国际医院）。

外审专家（按姓名汉语拼音排序）：韩白乙拉（通辽市传染病医院），简伟研（北京大学公共卫生学院），李进（深圳市第三人民医院），李六亿（北京大学第一医院），宋蕊（首都医科大学附属北京地坛医院），王力红（首都医科大学宣武医院），武迎宏（北京大学人民医院、北京市院感质控中心）。

（三）手术部门的准备指南

1．指南类别

准备指南。

2．适用对象

综合医院、传染病医院。

3．指南目的

本文提供了重大传染病疫情期间医院手术部门的准备行动清单。目的是为综合医院和传染病医院的手术部门在应急救治的准备方面提供可操作性的指导，以加强手术部门院内感染管理的制度建设，提升应急准备水平。

4．行动清单

4.1　工作目标

□ 完善手术部门的应急准备预案

□ 降低手术人员的潜在感染风险

4.2　行动方案

4.2.1　手术部门基础准备

□ 基础准备预案

√ 实行门诊和住院手术室分区管理机制。

√ 建立患者术前传染病风险评估机制，根据患者传染病感染风险对手术予以分类管理。

√ 建立不同类型手术的防护清单。

4.2.2 日常手术排查审核

□ 制定普通病区手术排查审核流程

√ 术前一日开展传染病感染风险评估，同时提交 24 小时内患者排查单。

√ 以手术室审核排除感染风险为安排手术的前置条件。

√ 手术当日，手术室门口巡回护士测体温，若体温异常报告术者及护士长，评估后处理。

□ 制定缓冲病区手术排查审核流程

√ 术前一日开展传染病感染风险评估，同时提交 24 小时内患者排查单及 72 小时内院内诊疗专家组会诊意见。

√ 以手术室审核排除感染风险为安排手术的前置条件。

√ 手术当日，手术室门口巡回护士测体温，若体温异常报告术者及护士长，评估后处理。

4.2.3 急诊手术危重症患者应急处置

□ 通过预检筛查患者急诊手术处置流程

√ 通过预检分诊后急诊外科接诊，完成筛查及病情所需检查及化验。

√ 专科医师会诊或急诊执行主任组织会诊，需急诊手术的患者，启动传染病感染风险紧急在线评估。

√ 经评估排除患传染病的患者，安排普通手术间进行手术，术后转入专科病区缓冲病房。

√ 经评估不能排除患传染病的患者，启动特殊患者转运工作。专科医师负责按照规定路线，将患者转运至手术室，在指定负压手术间进行手术。

√ 启动疑似 / 确诊传染病患者手术预案。

√ 对以抢救生命为目的急诊危重症手术，设置急危重症患者绿色通道，按不能排除患传染病的患者启动转运工作。

□ 发热或疑似传染病患者急诊手术处置流程

√ 采取隔离防护措施，将发热或疑似患者送至发热门诊，由发热门诊和急诊外科同时接诊,完成筛查与病情所需的各项检查。

√ 专科医师会诊或急诊执行主任组织会诊，需急诊手术的患者，启动特殊患者转运工作。专科医师负责按照规定路线，将患者转运至手术室，在指定负压手术间进行手术，术后转入隔离 / 监护病区。

4.2.4　疑似 / 确诊传染病患者手术预案

□ 术前准备

√ 准备指定的负压手术间。

√ 手术间仅放置本台手术所需设备和一次性物品。

√ 全麻手术在气管插管与呼吸回路间放置一次性过滤器。

√ 配备三套负压吸引器，患者进入手术室后，在其头面部附近放置负压吸引管，减少呼吸道分泌物在空气中扩散。

□ 术中措施

√ 手术相关人员按照最高防护级别进行个人防护。

√ 接收患者后，用一次性大单覆盖患者进入指定负压手术间。

√ 手术过程中注意气管插管、吸痰及使用电外科设备过程中产生的气溶胶，尽量减少气溶胶的扩散。

√ 手术结束后达到转出标准，提前通知专门负责转运的工作人员，到手术室患者通道处等候。

□ 术后终末处理

√ 医用垃圾包括个人防护用具以及生活垃圾，均丢弃至双层医疗废物垃圾袋中，外贴标识，由专责保洁人员处理。

√ 手术结束后麻醉机终末消毒，由麻醉科专门负责感染控制工作的人员检查及记录消毒情况以便回溯。

√ 使用后的手术器械需初步消毒后放入双层黄色医疗垃圾袋中，外贴标识进行后续消毒处理。

√ 术中所有布艺材料均使用一次性敷料代替，使用后直接丢弃至双层医疗废物袋，外贴标识，由专责保洁人员处理。

√ 手术间终末消毒处理。

√ 医院感染控制部门进行手术室物体表面和空气采样检测，结果合格后方可再次使用。

√ 术后医护人员进行暴露后风险评估，患者按不同风险级别转运相应病区。

⋙ 指南贡献

执笔专家（按姓名汉语拼音排序）：池萍（首都医科大学附属北京佑安医院手术麻醉科），刘冰（首都医科大学附属北京朝阳医院医院感染与疾病控制处），王宏伟（首都医科大学附属北京朝阳医院医院感染与疾病控制处）。

工作组成员（按姓名汉语拼音排序）：陈志航（首都医科大学附属

北京朝阳医院人力资源部），高凤莉（首都医科大学附属北京朝阳医院护理部），谷丽（首都医科大学附属北京朝阳医院感染和临床微生物科），李利珍（首都医科大学附属北京朝阳医院党委办公室），李冉（首都医科大学附属北京朝阳医院感染和临床微生物科），刘永哲（首都医科大学附属北京朝阳医院感染和临床微生物科），马雪（首都医科大学附属北京朝阳医院医务处），梅雪（首都医科大学附属北京朝阳医院急诊医学科），宋健（首都医科大学附属北京佑安医院医务处），施云建（首都医科大学附属北京朝阳医院后勤保障部），王超宇（首都医科大学附属北京朝阳医院感染和临床微生物科），王明刚（首都医科大学附属北京朝阳医院医务部、门诊办公室），吴满童（首都医科大学附属北京朝阳医院保卫处），张玉华（首都医科大学附属北京朝阳医院物资器械中心），周彤（首都医科大学附属北京朝阳医院院长办公室）。

秘书组成员（按姓名汉语拼音排序）：陈吟（北京市卫生健康大数据与政策研究中心），高摘星（北京市卫生健康大数据与政策研究中心），郭默宁（北京市卫生健康大数据与政策研究中心），胡广宇（中国医学科学院卫生政策与管理研究中心），李昂（北京市卫生健康大数据与政策研究中心），刘婉如（北京大学国际医院）。

外审专家（按姓名汉语拼音排序）：韩白乙拉（通辽市传染病医院），简伟研（北京大学公共卫生学院），李进（深圳市第三人民医院），李六亿（北京大学第一医院），宋蕊（首都医科大学附属北京地坛医院），王力红（首都医科大学宣武医院），武迎宏（北京大学人民医院、北京市院感质控中心）。

(四)器官捐献与获取工作的响应指南

1. 指南类别

响应指南。

2. 适用对象

综合医院、传染病医院。

3. 指南目的

本文提供了重大传染病疫情期间医院在医疗救治领域有效实现器官捐献与获取工作应急响应的行动清单。目的是为具有人体器官移植执业资质的综合医院和传染病医院在“战时”开展器官捐献和获取工作提供可操作性的指导，以保障应急状态下，器官捐献通道畅通，捐献器官能够有效利用。

4. 行动清单

4.1 工作目标

□ 保障捐献器官的获取不因疫情间断

□ 保障捐献者转运安全

4.2 行动方案

4.2.1 器官捐献应急机制

□ 制定潜在捐献者感染风险评估规范

√ 建立潜在捐献者入院后专家会诊机制。

√ 更新《器官捐献手术患者交接表单》，增加捐献者流行病学调查模块。

√ 制定潜在捐献者感染风险评估表。

√ 明确所有发热的潜在捐献者的发热原因。

□ 完善器官捐献伦理委员会审批制度

√ 将传染病筛查纳入器官捐献伦理审核内容。

√ 伦理委员会有权对新发突发传染病的筛查内容提出质疑。

√ 如不能举证明确排除质疑，则捐献工作终止。

4.2.2　捐献者转运管理

□ 加强疫情期间潜在捐献者转运防护

√ 对于未经过传染病排除的捐献者转运中应提升防护级别，转运至隔离病房。

√ 评估随车家属感染风险。

□ 制定疫情期间器官获取的相关工作人员防护标准

√ 强化麻醉科医护人员、器官获取组织（OPO）、器官获取人员、见证人员的身份标识。

√ 针对不同身份人员，分类设置限定活动区域。

√ 器官获取人员在医院内不同区域活动时，应按照医院区域防护等级采用相应等级的防护措施。

⏩ 指南贡献

执笔专家：刘源（首都医科大学附属北京佑安医院器官捐献办公室）。

工作组成员：刘焱（首都医科大学附属北京佑安医院医务处）。

秘书组成员（按姓名汉语拼音排序）：陈吟（北京市卫生健康大数据与政策研究中心），高摘星（北京市卫生健康大数据与政策研究中心），郭默宁（北京市卫生健康大数据与政策研究中心），胡广宇（中国医学科学院卫生政策与管理研究中心），李昂（北京市卫生健康大数据与政策研究中心），刘婉如（北京大学国际医院）。

外审专家（按姓名汉语拼音排序）：韩白乙拉（通辽市传染病医院），简伟研（北京大学公共卫生学院），李进（深圳市第三人民医院），李六亿（北京大学第一医院），宋蕊（首都医科大学附属北京地坛医院），王力红（首都医科大学宣武医院），武迎宏（北京大学人民医院、北京市院感质控中心）。

（五）新发传染病康复患者出院随访管理指南

1. 指南类别

响应指南。

2. 适用对象

传染病医院。

3. 指南目的

本文提供了针对医疗救治领域出院随访工作的响应行动清单。目的是为传染病医院对新发突发传染病康复患者的出院随访工作提供可操作性的指导，以解决随访复诊、健康监测、康复医疗等工作中的实际问题，实现全流程管理，促进出院患者全面康复，为临床救治提供辅助支持。

4. 行动清单

4.1 工作目标

☐ 建立新发突发传染病出院患者的随访制度

☐ 实现康复患者的全方位随访管理

☐ 提升患者随访的依从性

4.2 行动方案

4.2.1 康复患者出院随访的组织

□ 建立多学科随访管理专家团队

√ 专家团队成员专业宜包括临床团队（各临床专业人员）、中医、药学、护理等。

√ 为专家团队设立随访门诊负责康复患者复诊和随访。

□ 建立康复患者定期随访制度

√ 制定康复患者定期随访计划。

√ 设计康复患者随访手册，出院时为患者提供随访手册。

√ 建立随访信息系统。

√ 制定康复患者血浆捐献招募计划。

4.2.2 康复患者出院随访的实施

□ 制定康复患者随访标准化流程

√ 设计《出院患者随访记录表》。

√ 建立随访患者记录台账。

√ 基于随访结果开展定期分析和主动健康干预。

□ 落实出院后随访复诊和健康监测

√ 跟进落实康复患者复诊计划。

√ 以老年人和有基础疾病的出院患者为重点,加强健康状况监测。

√ 针对复发患者 4 小时内完成收治。

⯮ 指南贡献

执笔专家：李雪梅（首都医科大学附属北京佑安医院慢病管理中心）。

工作组成员：郭丹（首都医科大学附属北京佑安医院医学工程处）。

秘书组成员（按姓名汉语拼音排序）：陈吟（北京市卫生健康大数据与政策研究中心），高摘星（北京市卫生健康大数据与政策研究中心），郭默宁（北京市卫生健康大数据与政策研究中心），胡广宇（中国医学科学院卫生政策与管理研究中心），李昂（北京市卫生健康大数据与政策研究中心），刘婉如（北京大学国际医院）。

外审专家（按姓名汉语拼音排序）：韩白乙拉（通辽市传染病医院），简伟研（北京大学公共卫生学院），李进（深圳市第三人民医院），李六亿（北京大学第一医院），宋蕊（首都医科大学附属北京地坛医院），王力红（首都医科大学宣武医院），武迎宏（北京大学人民医院、北京市院感质控中心）。

三、空间管理领域

（一）传染病医院建筑布局准备指南

1. 指南类别

准备指南。

2. 适用对象

传染病医院。

3. 指南目的

本文提供了空间管理领域医院建筑布局的准备行动清单。目的是为传染病医院应对未来可能的新发突发传染病疫情，在医院建筑布局准备方面提供可操作性的指导，以帮助传染病医院提升建筑布局的防疫水平和快速应急改造能力。

4. 行动清单

4.1 工作目标

☐ 提升医院建筑空间疫时扩容能力

☐ 完善医院建筑布局应急改造预案

4.2 行动方案

4.2.1 医院建筑布局防疫规划

☐ 提升疫时建筑空间扩容准备度

√ 规划预留可扩展为患者收治场所的临时建筑空间。

√ 规划预留可开展应急检验、化验和应急放射业务的独立区域。

√ 规划标定疫时拟启用的接诊区、医技区、病房区、生活区和后勤保障区。

√ 规划预留预检分诊、发热门诊的空间。

√ 规划标定疫时拟启用的建筑分区内部清洁区、潜在污染区、污染区。

√ 规划预留可扩展建筑空间应在早期铺设供暖、供水管道。

☐ 制定疫时建筑布局动线规划预案

√ 综合考虑原有建筑空间和扩容空间的整体布局用以规划动线。

√ 分别制定人流动线、物流动线和污物流动线。

√ 综合考虑建筑布局风险点和建筑功能分区，以动线为单位制定消毒预案。

4.2.2 医院建筑布局应急改造

☐ 既有建筑应急改造关注重点

√ 建筑结构设计标准。

√ 水电气暖负荷上限。

√ 环境影响评价。

√ 业务流程与动线优化。

□ 应急改造相关配套预案

√ 临时区域对讲系统、视频监视系统备份储备。

√ 一线工作医务人员的换班宿舍和生活区备选方案。

√ 新风、回风、排风系统改造及氧气站改造方案。

√ 疫时的独立医技区域改造方案。

√ 污水处理系统及（医废）垃圾转运站配套预案。

指南贡献

执笔专家（按姓名汉语拼音排序）：戴通（首都医科大学附属北京佑安医院总务处），胡中杰（首都医科大学附属北京佑安医院），焦震宇（首都医科大学附属北京朝阳医院质量控制与评价办公室），杨琳（首都医科大学附属北京朝阳医院医务处）。

工作组成员（按姓名汉语拼音排序）：陈志航（首都医科大学附属北京朝阳医院人力资源部），高凤莉（首都医科大学附属北京朝阳医院护理部），谷丽（首都医科大学附属北京朝阳医院感染和临床微生物科），李利珍（首都医科大学附属北京朝阳医院党委办公室），李冉（首都医科大学附属北京朝阳医院感染和临床微生物科），刘永哲（首都医科大学附属北京朝阳医院感染和临床微生物科），马雪（首都医科大学附属北京朝阳医院医务处），梅雪（首都医科大学附属北京朝阳医院急诊医学科），施云建（首都医科大学附属北京朝阳医院后勤保障部），王超宇（首都医科大学附属北京朝阳医院感染和临床微生物科），王明刚（首都医科大学附属北京朝阳医院医务部、门诊办公室），吴满童（首都医科大学附属北京朝阳医院保卫处），张玉华（首都医科大学附属北京朝阳医院物资器械中心），周彤（首都医科大学附属北京朝阳医院院长办公室），邹怡君（首都医科大学附属北京佑安医院纪检监察办公室）。

秘书组成员（按姓名汉语拼音排序）：陈吟（北京市卫生健康大数据与政策研究中心），高摘星（北京市卫生健康大数据与政策研究中心），郭默宁（北京市卫生健康大数据与政策研究中心），胡广宇（中国医学科学院卫生政策与管理研究中心），李昂（北京市卫生健康大数据与政策研究中心），刘婉如（北京大学国际医院）。

外审专家（按姓名汉语拼音排序）：李桂梅（呼和浩特市第二医院），刘扬（首都医科大学附属北京地坛医院），刘壮（首都医科大学附属北京友谊医院）。

（二）综合医院病区调整响应指南

1. 指南类别

响应指南。

2. 适用对象

综合医院。

3. 指南目的

本文提供了针对重大传染病疫情期间，综合医院在空间管理领域应急响应的行动清单。目的是为综合医院在疫情期间保证正常开诊的同时，降低内部疫情发生风险，启动病区应急调整策略，提供可操作性的指导，以帮助综合医院避免发生交叉感染。

4. 行动清单

4.1　工作目标

☐ 建立院内单向流动线

☐ 建立病区动态调整预案

4.2　行动方案

4.2.1　单向流动线规划

☐ 医院出入口管理

√ 临时关闭医院交叉穿行的出入口及病房通道。

√ 患者通道出口、入口分开设置。

√ 单独设立员工通道。

√ 门急诊和住院入口实行预检分诊机制。

√ 在重点位置设置醒目标识和引导指示牌。

☐ 住院病区管理

√ 住院病区出入口采取人员值守或调整门禁权限等方式实现24小时封闭管理。

√ 病区原则上非必要不陪护、不探视，建议优先选用线上远程探视。

√ 特殊情况确需陪护、探视的，按规定通过预检分诊进行筛查后方可进入。

√ 在住院部物理隔离区域外设置医务人员与患者家属沟通病情或知情同意签字的区域。

☐ 避免住院患者与门诊患者检查交叉

√ 住院患者以床旁检查为主。

√ 启用住院患者进入门诊区域独立路线。

√ 在门诊、病房设置独立检查室。

√ 对门诊、住院患者分时段进行检查，两类人员替换中间进行消毒。

4.2.2 病区动态调整预案

□ 规划设置院级隔离病区、院级缓冲病区、科室缓冲病房

√ 院级隔离病区及缓冲病区按照传染病房标准设置。

√ 病区内独立设置重症监护室。

√ 规划标定病区内独立房间作为科室缓冲病房。

√ 每个病区规划标定不少于 1 间缓冲病房。

√ 明确隔离病区和缓冲病区收治患者的标准。

□ 参照属地政府突发公共卫生事件响应级别动态调整病区功能

√ Ⅰ级响应时，启动院内感染隔离病区、院级缓冲病区、科室缓冲病房。

√ Ⅱ级响应时，保留院级感染隔离病区，将院内感染隔离病区的某个亚区域转变为院级缓冲病区，普通病区保留缓冲病房。

√ Ⅲ级响应时，保留院级感染隔离病区，缩减区域，其余病区均变为带有科室缓冲病房的普通病区。

▶▶ 指南贡献

执笔专家（按姓名汉语拼音排序）：黑予民（首都医科大学附属北京佑安医院总务处），焦震宇（首都医科大学附属北京朝阳医院质量控制与评价办公室），孙桂珍（首都医科大学附属北京佑安医院），杨琳（首都医科大学附属北京朝阳医院医务处）。

工作组成员（按姓名汉语拼音排序）：陈志航（首都医科大学附属

北京朝阳医院人力资源部），高凤莉（首都医科大学附属北京朝阳医院护理部），谷丽（首都医科大学附属北京朝阳医院感染和临床微生物科），李利珍（首都医科大学附属北京朝阳医院党委办公室），李冉（首都医科大学附属北京朝阳医院感染和临床微生物科），刘永哲（首都医科大学附属北京朝阳医院感染和临床微生物科），马雪（首都医科大学附属北京朝阳医院医务处），梅雪（首都医科大学附属北京朝阳医院急诊医学科），宋俣曦（首都医科大学附属北京佑安医院院办公室），施云建（首都医科大学附属北京朝阳医院后勤保障部），王超宇（首都医科大学附属北京朝阳医院感染和临床微生物科），王明刚（首都医科大学附属北京朝阳医院医务部、门诊办公室），吴满童（首都医科大学附属北京朝阳医院保卫处），张玉华（首都医科大学附属北京朝阳医院物资器械中心），周彤（首都医科大学附属北京朝阳医院院长办公室）。

秘书组成员（按姓名汉语拼音排序）：陈吟（北京市卫生健康大数据与政策研究中心），高摘星（北京市卫生健康大数据与政策研究中心），郭默宁（北京市卫生健康大数据与政策研究中心），胡广宇（中国医学科学院卫生政策与管理研究中心），李昂（北京市卫生健康大数据与政策研究中心），刘婉如（北京大学国际医院）。

外审专家（按姓名汉语拼音排序）：李桂梅（呼和浩特市第二医院），刘扬（首都医科大学附属北京地坛医院），刘壮（首都医科大学附属北京友谊医院）。

四、人员装备管理领域

（一）医务人员内部调配准备指南

1. 指南类别

准备指南。

2. 适用对象

综合医院、传染病医院。

3. 指南目的

本文提供了为应对突发公共卫生事件可能带来的救治需求激增，医院在人员装备管理领域保障内部人员高效调配的准备行动清单。目的是为综合医院和传染病医院开展人员应急调配的工作准备提供可操作性的指导，以支撑综合医院和传染病医院在“战时”可迅速采取有效措施充实人力储备。

4. 行动清单

4.1　工作目标

□ 完善内部人员应急调配机制

□ 实现内部人员调配有效联动

4.2　行动方案

4.2.1　内部人员应急调配机制

□ 建立内部人员应急调配工作组

　√ 指定部门负责人担任工作组长。

　√ 医务部门及护理部门派人员参与工作组，负责调配需求统筹。

√ 医务及护理部门设立工作专员，负责调配需求响应。

√ 后勤保障部门设立工作专员，负责调配需求响应。

□ 建立内部人员应急调配后备梯队清单

√ 以全院主治医师（含）以上医疗骨干为主建立医生应急调配梯队。

√ 以全院护师（含）以上护理骨干为主建立护士应急调配梯队。

√ 以全院技师（含）以上医技骨干为主建立技师应急调配梯队。

4.2.2 内部人员应急调配分工协作

□ 明确责任分工

√ 医务部门负责医生、医技人员调配需求响应，指定新组建病区医疗负责人。

√ 护理部门负责护士调配需求响应，指定新组建病区护理负责人。

√ 后勤保障部门负责后勤和第三方服务人员配套统筹。

√ 医务部门负责统筹应急调配人员先前所属病区的减床安排。

□ 多部门联动保障

√ 医务部门负责对应急调配人员的动员和心理建设。

√ 感染防控部门负责应急调配人员的医院感染防控专题培训。

√ 工会负责应急调配人员的员工关怀。

√ 人力资源部门负责应急调配人员的绩效调整。

√ 制定周期性应急调配培训和应急训练演练计划。

⏵⏵ 指南贡献

执笔专家（按姓名汉语拼音排序）：刘冰（首都医科大学附属北京朝阳医院医院感染与疾病控制处），张天舸（首都医科大学附属北京佑安医院人力资源处），王宏伟（首都医科大学附属北京朝阳医院医院感染与疾病控制处）。

工作组成员（按姓名汉语拼音排序）：陈志航（首都医科大学附属北京朝阳医院人力资源部），崔倩倩（首都医科大学附属北京佑安医院医学工程中心），高凤莉（首都医科大学附属北京朝阳医院护理部），谷丽（首都医科大学附属北京朝阳医院感染和临床微生物科），李利珍（首都医科大学附属北京朝阳医院党委办公室），李冉（首都医科大学附属北京朝阳医院感染和临床微生物科），刘永哲（首都医科大学附属北京朝阳医院感染和临床微生物科），马雪（首都医科大学附属北京朝阳医院医务处），梅雪（首都医科大学附属北京朝阳医院急诊医学科），施云建（首都医科大学附属北京朝阳医院后勤保障部），王超宇（首都医科大学附属北京朝阳医院感染和临床微生物科），王明刚（首都医科大学附属北京朝阳医院医务部、门诊办公室），吴满童（首都医科大学附属北京朝阳医院保卫处），张玉华（首都医科大学附属北京朝阳医院物资器械中心），周彤（首都医科大学附属北京朝阳医院院长办公室）。

秘书组成员（按姓名汉语拼音排序）：陈吟（北京市卫生健康大数据与政策研究中心），高摘星（北京市卫生健康大数据与政策研究中心），郭默宁（北京市卫生健康大数据与政策研究中心），胡广宇（中国医学科学院卫生政策与管理研究中心），李昂（北京市卫生健康大数据与政策研究中心），刘婉如（北京大学国际医院）。

外审专家（按姓名汉语拼音排序）：陈志霞（保定市人民医院），李航宇（中国医科大学附属第四医院），倪如旸（首都医科大学附属北京同仁医院），胥雪冬（北京大学第三医院），曾惜秋（牡丹江市康安医院），张鸣旭（首都医科大学附属北京佑安医院）。

（二）外派人员应急调配准备指南

1. 指南类别

准备指南。

2. 适用对象

综合医院。

3. 指南目的

本文提供了为应对突发公共卫生事件可能带来的救治需求激增，医院在人员装备管理领域保障外派人员应急调配的准备行动清单。目的是为综合医院开展外派人员应急调配的工作准备提供可操作性的指导，以支撑综合医院在“战时”可迅速采取有效措施提供对外支援。

4. 行动清单

4.1 工作目标

□ 完善外派人员应急调配机制

□ 保障外派人员调配有效联动

4.2 行动方案

4.2.1 外派人员应急调配机制

□ 建立外派人员应急调配工作组

√ 指定院级领导担任工作组长。

√ 人力资源部门、医务部门、护理部门派人员参与工作组，负责调配需求统筹。

□ 建立外派人员应急调配工作组办公室

√ 指定部门承担应急小组办公室工作。

√ 落实外派应急人员调配小组的决定，完成调配工作。

√ 设立工作专员负责调配需求响应。

□ 建立外派人员应急调配后备梯队清单

√ 以内部人员应急调配后备梯队为基础遴选外派人员。

√ 按照医护专家、医护骨干、医技骨干分类设置后备梯队。

4.2.2 外派人员应急调配分工协作

□ 建立外派人员应急调配流程

√ 医院统一接收外派人员调配任务并通知外派人员应急调配工作组。

√ 外派人员应急调配工作组根据需求确认外派人员应急调配后备梯队人员清单。

√ 党政联席会议审核确定外派人员名单。

□ 建立多部门联动保障机制

√ 党政综合管理部门负责外派人员的动员工作。

√ 医务部门负责制定和执行外派人员培训和心理建设预案。

√ 药事部门负责制定外派人员药品装备清单进行并储备更新。

√ 工会负责制定和执行外派人员的员工关怀预案。

√ 人力资源部门负责外派人员的绩效调整和补助申报。

⏩ 指南贡献

执笔专家（按姓名汉语拼音排序）：刘冰（首都医科大学附属北京朝阳医院医院感染与疾病控制处），王宏伟（首都医科大学附属北京朝阳医院医院感染与疾病控制处），张鸣旭（首都医科大学附属北京佑安医院社工部）。

工作组成员（按姓名汉语拼音排序）：陈志航（首都医科大学附属北京朝阳医院人力资源部），高风莉（首都医科大学附属北京朝阳医院护理部），谷丽（首都医科大学附属北京朝阳医院感染和临床微生物科），姜太一（首都医科大学附属北京佑安医院感染综合科），李利珍（首都医科大学附属北京朝阳医院党委办公室），李冉（首都医科大学附属北京朝阳医院感染和临床微生物科），刘永哲（首都医科大学附属北京朝阳医院感染和临床微生物科），马雪（首都医科大学附属北京朝阳医院医务处），梅雪（首都医科大学附属北京朝阳医院急诊医学科），施云建（首都医科大学附属北京朝阳医院后勤保障部），王超宇（首都医科大学附属北京朝阳医院感染和临床微生物科），王明刚（首都医科大学附属北京朝阳医院医务部、门诊办公室），吴满童（首都医科大学附属北京朝阳医院保卫处），张玉华（首都医科大学附属北京朝阳医院物资器械中心），周彤（首都医科大学附属北京朝阳医院院长办公室）。

秘书组成员（按姓名汉语拼音排序）：陈吟（北京市卫生健康大数据与政策研究中心），高摘星（北京市卫生健康大数据与政策研究中心），郭默宁（北京市卫生健康大数据与政策研究中心），胡广宇（中国医学科学院卫生政策与管理研究中心），李昂（北京市卫生健康大数据与政策研究中心），刘婉如（北京大学国际医院）。

外审专家（按姓名汉语拼音排序）：陈志霞（保定市人民医院），李航宇（中国医科大学附属第四医院），倪如旸（首都医科大学附属北京同仁医院），胥雪冬（北京大学第三医院），曾惜秋（牡丹江市康安医院），张鸣旭（首都医科大学附属北京佑安医院）。

（三）医疗设备及物资应急调配准备指南

1. 指南类别

准备指南。

2. 适用对象

综合医院、传染病医院。

3. 指南目的

本文提供了为应对突发公共卫生事件可能带来的救治需求激增，医院可用以提升医疗设备及物资应急调配能力的准备行动清单。目的是为综合医院和传染病医院完善医疗设备及物资应急调配的准备预案提供可操作性的指导，以保障综合医院和传染病医院具备在应急状态下及时响应医疗设备及物资应急调配需求的能力。

4. 行动清单

4.1 工作目标

□ 完善应急医疗设备及物资调配机制

□ 保障应急医疗设备及物资高效调配

4.2 行动方案

4.2.1 应急医疗设备及物资调配组织体系

□ 建立应急医疗设备物资调配小组

√ 主管物资部门副院长担任组长。

√ 医务部门及医院感染防控部门及相关部门派人员参与。

□ 建立应急医疗设备物资调配小组办公室

√ 物资部门承担具体工作。

√ 设立应急工作专员岗位，负责调配需求响应及台账记录。

√ 制定应急期间 24 小时值班制度。

4.2.2 应急医疗设备及物资调配工作机制

□ 建立突发公共卫生事件设备物资配备目录

√ 将影像检查类、实验室检验检测类、抢救类、治疗类、转运类、防护类和环境消毒类设备和物资纳入储备目录。

√ 分类别目录拟定设备和物资储备清单。

√ 根据储备目录定期更新备选方案。

√ 制定设备物资安全库存量动态调整制度。

□ 设备物资应急调配组织

√ 依托医疗设备和物资管理部门负责医疗设备统筹调配。

√ 设立病区设备物资应急调配专员岗位，负责应急期间调配需求统筹工作。

√ 基于日常医疗设备调配工作的组织实施，动态完善应急调配的工作预案。

√ 设立应急医疗设备及物资备选运输渠道。

⯮ 指南贡献

执笔专家（按姓名汉语拼音排序）：刘炜（首都医科大学附属北京佑安医院药学部），刘冰（首都医科大学附属北京朝阳医院医院感染与疾病控制处），王宏伟（首都医科大学附属北京朝阳医院医院感染与疾病控制处）。

工作组成员（按姓名汉语拼音排序）：陈志航（首都医科大学附属北京朝阳医院人力资源部），高凤莉（首都医科大学附属北京朝阳医院护理部），谷丽（首都医科大学附属北京朝阳医院感染和临床微生物科），李利珍（首都医科大学附属北京朝阳医院党委办公室），李冉（首都医科大学附属北京朝阳医院感染和临床微生物科），刘永哲（首都医科大学附属北京朝阳医院感染和临床微生物科），马雪（首都医科大学附属北京朝阳医院医务处），梅雪（首都医科大学附属北京朝阳医院急诊医学科），潘娜（首都医科大学附属北京佑安医院感染管理与疾病预防控制处），施云建（首都医科大学附属北京朝阳医院后勤保障部），王超宇（首都医科大学附属北京朝阳医院感染和临床微生物科），王明刚（首都医科大学附属北京朝阳医院医务部、门诊办公室），吴满童（首都医科大学附属北京朝阳医院保卫处），张玉华（首都医科大学附属北京朝阳医院物资器械中心），周彤（首都医科大学附属北京朝阳医院院长办公室）。

秘书组成员（按姓名汉语拼音排序）：陈吟（北京市卫生健康大数据与政策研究中心），高摘星（北京市卫生健康大数据与政策研究中心），郭默宁（北京市卫生健康大数据与政策研究中心），胡广宇（中国医学科学院卫生政策与管理研究中心），李昂（北京市卫生健康大数据与政策研究中心），刘婉如（北京大学国际医院）。

外审专家（按姓名汉语拼音排序）：陈志霞（保定市人民医院），李航宇（中国医科大学附属第四医院），倪如旸（首都医科大学附属北京同仁医院），胥雪冬（北京大学第三医院），曾惜秋（牡丹江市康安医院），张鸣旭（首都医科大学附属北京佑安医院）。

五、培训演练领域

（一）重大传染病疫情医院应急培训响应指南

1. 指南类别

响应指南。

2. 适用对象

传染病医院。

3. 指南目的

本文提供了在应对重大传染病疫情时，传染病医院在培训演练领域开展应急培训工作的响应行动清单。目的是为传染病医院在“战时”开展重大传染病疫情应急培训提供可操作性的指导，以帮助传染病医院在应急状态下，有效提升医务人员的新发突发传染病防护和应对能力。

4. 行动清单

4.1 工作目标

□ 保障重大传染病疫情应急培训规范开展

□ 提升重大传染病疫情应急培训工作质量

4.2 行动方案

4.2.1 应急培训组织实施

□ 建立应急培训组织管理体系

√ 成立疫情应急培训领导小组。

√ 组建应急培训师资队伍。

□ 制定应急培训方案

√ 将医院感染防控纳入核心培训内容。

√ 将医院全员纳入应急培训范围。

√ 理论知识与技能操作并重。

√ 基础培训和分类培训相结合。

√ 根据疫情进展动态更新培训内容。

√ 提供线上视频培训、自助模拟演练的学习途径。

4.2.2 应急培训考核管理

□ 明确考核方案

√ 以笔试答题和操作考核为主要形式。

√ 建议有条件的情形下开展客观结构化临床考核。

√ 增加培训效果评价反馈模块，基于考核和反馈结果动态更新培训方案。

√ 将考核结果与应急工作准入资格挂钩。

□ 建立抽检复核机制

√ 依托业务工作现场针对培训内容要点开展人员随机抽检。

√ 依据抽检复核结果动态更新培训方案。

⏩ 指南贡献

执笔专家（按姓名汉语拼音排序）：蔡超（首都医科大学附属北京佑安医院），崔丹（首都医科大学附属北京佑安医院教育处）。

工作组成员：代丽丽（首都医科大学附属北京佑安医院医务处）。

秘书组成员（按姓名汉语拼音排序）：陈吟（北京市卫生健康大数据与政策研究中心），高摘星（北京市卫生健康大数据与政策研究中心），郭默宁（北京市卫生健康大数据与政策研究中心），胡广宇（中国医学科学院卫生政策与管理研究中心），李昂（北京市卫生健康大数据与政策研究中心），刘婉如（北京大学国际医院）。

外审专家（按姓名汉语拼音排序）：刘小冬（首都医科大学附属北京地坛医院、国家感染性疾病医疗质量控制中心），王永（四川大学华西医院），张光永（山东第一医科大学第一附属医院）。

（二）突发公共卫生事件医院应急处置演练准备指南

1. 指南类别

准备指南。

2. 适用对象

综合医院。

3. 指南目的

本文提供了为应对潜在的突发公共卫生事件，综合医院有序高效组织应急处置演练的准备行动清单。目的是为综合医院切实提升突发公共卫生事件应急处置的准备水平提供可操作性的指导，以支撑综合医院在未来应对潜在应急突发公共卫生事件时的有序和高效响应。

4. 行动清单

4.1 工作目标

☐ 完善突发公共卫生事件应急处置预案

☐ 提升突发公共卫生事件应急处置演练效果

4.2 行动方案

4.2.1 应急处置预案

☐ 制定突发公共卫生事件应急预案

√ 根据突发公共卫生事件级别制定本院应急预案。

√ 明确响应级别及启动机制。

√ 预案覆盖事件预测预警、信息报告、应急响应及处置、恢复重建及评估全流程，涵盖人力、物资、场地、路线、信息、医院感染等全要素的处置。

√ 及时更新：应根据政策、预防诊疗指南、院内调整、人员或联系方式变动等做及时调整和更新，原则上应每年由主管部门组织更新。

4.2.2 应急处置队伍

□ 组建突发公共卫生事件应急处置队伍

√ 依托业务科室建立医疗处置业务单元，负责对院内指定及上级委派的应急事件组织医疗救治。

√ 医疗处置业务单元根据处置事件类型分成不同小组，如中毒事件处置组、呼吸道传染病处置组、创伤救治处置组等。

√ 依托职能部门建立管理业务单元，医务部门负责突发公共卫生事件应急处置队伍的组建和调配。

√ 制定应急处置队伍 24 小时备案机制，特殊情形需请假需由同级别人员替换。

√ 医院对应急处置队伍开展处置工作提供保障。

4.2.3 应急处置演练

□ 组织开展应急演练完善应急预案

√ 依托医务、感染防控部门建立应急演练组织单元，负责应急演练的组织策划。

√ 依托临床科室和职能部门建立应急演练考评单元，负责应急演练评价。

√ 以实战型演练为基础，桌面推演、人机对话形式为辅助。演练前编写应急演练脚本，脚本不对受检人员公开。

√ 演练过程由考评专家组对演练的过程做监督和考核。

√ 演练结束后反馈问题，修订完善应急预案。

√ 每类应急事件每年至少组织 1 次跨部门、跨专业院内实战演练。

√ 科室至少每季度组织 1 次应急演练。

⏩ 指南贡献

执笔专家（按姓名汉语拼音排序）：曹欣昕（首都医科大学附属北京朝阳医院医务处），焦震宇（首都医科大学附属北京朝阳医院质量控制与评价办公室），张莉莉（首都医科大学附属北京佑安医院护理部）。

工作组成员（按姓名汉语拼音排序）：陈志航（首都医科大学附属北京朝阳医院人力资源部），高凤莉（首都医科大学附属北京朝阳医院护理部），谷丽（首都医科大学附属北京朝阳医院感染和临床微生物科），郭会敏（首都医科大学附属北京佑安医院护理部），李利珍（首都医科大学附属北京朝阳医院党委办公室），李冉（首都医科大学附属北京朝阳医院感染和临床微生物科），刘永哲（首都医科大学附属北京朝阳医院感染和临床微生物科），马雪（首都医科大学附属北京朝阳医院医务处），梅雪（首都医科大学附属北京朝阳医院急诊医学科），施云建（首都医科大学附属北京朝阳医院后勤保障部），王超宇（首都医科大学附属北京朝阳医院感染和临床微生物科），王明刚（首都医科大学附属北京朝阳医院医务部、门诊办公室），吴满童（首都医科大学附属北京朝阳医院保卫处），张玉华（首都医科大学附属北京朝阳医院物资器械中心），周彤（首都医科大学附属北京朝阳医院院长办公室）。

秘书组成员（按姓名汉语拼音排序）：陈吟（北京市卫生健康大数据与政策研究中心），高摘星（北京市卫生健康大数据与政策研究中心），郭默宁（北京市卫生健康大数据与政策研究中心），胡广宇（中国医学科学院卫生政策与管理研究中心），李昂（北京市卫生健康大数据与政策研究中心），刘婉如（北京大学国际医院）。

外审专家（按姓名汉语拼音排序）：蔡超（首都医科大学附属北京

佑安医院），刘小冬（首都医科大学附属北京地坛医院、国家感染性疾病医疗质量控制中心），王永（四川大学华西医院），张光永（山东第一医科大学第一附属医院）。

第三节　管理指南的应用案例

本节基于首都医科大学附属北京佑安医院和首都医科大学附属北京朝阳医院在既往突发公共卫生事件期间的医院管理实践，结合本研究产出的“突发公共卫生事件医院准备和响应行动方案系列管理指南”（HRG-PHE），对两家医院在相关领域工作中部分指南转化应用的典型案例进行了回归性总结和梳理，以期为将 HRG-PHE 推广应用于医院建设“平战结合”的卫生应急协同管理机制提供参考。

一、组织体系领域

（一）COVID-19 疫情防控领导指挥体系建设案例

1. 案例来源

首都医科大学附属北京朝阳医院。

2. 参考指南

领导指挥应急组织体系响应指南。

3. 案例背景

2020 年 2 月至 2021 年 10 月期间，医院迅速建立并逐渐完善 COVID-19

疫情防控领导指挥体系，保障应急管理工作的有序开展，医院在应急状态下管理有序，保证效能。

4. 工作举措

成立COVID-19疫情常态化防治工作领导小组、防控工作小组、医疗救治组、舆情监测组、信息上报组及后勤保障组等。

4.1 领导小组和办公室

组长：党委书记、院长。

副组长：党委副书记、副院长、总会计师。

组员：党办、院办、门诊办公室、医务处、院感办、护理部、物资器械中心、人事处、总务处、基建处、物业办、宣传中心、信息中心、医保办、教育处、科研处负责人。

领导小组下设COVID-19疫情防控办公室（以下简称“防控办”），办公室设在医务处。

防控办总协调：医务部主任兼门诊办公室主任。

4.2 医疗救治组

由医疗护理组、院感疾控组、救治专家组、核心专家组、药品保障组、物资器械组组成，保障疫情期间医疗救治。

4.2.1 医疗护理组

组长：主管医疗部门副院长。

副组长：医务部长兼门办主任、医务处处长、护理部主任。

组员：医务部、护理部有关工作人员。

职责：负责整合和调配院内医疗卫生资源；负责门急诊患者预检分诊；核酸采集；组织协调疑似及确诊病例的转运及抢救工作；保障疫情常态化防控下门急诊及住院患者医疗救治和质量安全工作。

4.2.2　院感疾控组

组长：主管医疗部门副院长。

副组长：院感办负责人、疾控办负责人。

职责：负责指导医院相关人员、场所、物品、环境及传播媒介实施隔离、控制和消毒等预防控制措施，以及对疑似新冠肺炎病例进行流行病学调查、做好信息上报等工作。负责疫情相关的各项院感知识培训、考核、督导检查。

4.2.3　救治专家组

组长：呼吸科主任。

副组长：呼吸科副主任、医学影像中心主任、感染和微生物科主任、呼吸科重症病区副主任、急诊科主任。

组员：呼吸科主任医师、急诊科主任医师、放射科主任医师、感染微生物科主任医师、妇产科主任医师、儿科主任医师、心外科主任医师、神经内科主任、病理科主任医师、重症外科主任医师、超声科主任医师、心脏超声主任医师、药事部主任药师。

职责：负责疑似及确诊病例诊断及转运会诊讨论；负责隔离病房患者及密切接触者的甄别工作，讨论并制定确诊及疑似病例的预防、指导、治疗救治方案，负责疑难病例会诊讨论工作。

4.2.4　核心专家组

由救治专家组副组长五人组成。主要负责讨论制定门急诊患者住院准入标准及救治流程；讨论制定并动态调整院内疫情防控流调表、防控流程、高危及疑似病例的排查、诊断及转运意见；协助防控办制定防控措施，充分发挥专家研判疫情的作用。

4.2.5 药品保障组

组长：主管药事副院长。

副组长：药事部主任、副主任。

组员：药事部有关工作人员。

职责：负责治疗、预防用药、相关消毒产品的购置、供应、储备与管理。

4.2.6 物资器械组

组长：主管物资部门副院长。

副组长：物资器械中心主任、副主任。

组员：物资器械中心有关工作人员。

职责：负责统筹防控应急物资保障工作，全面掌握保障工作的综合情况，及时了解防控应急医疗物资需求动态、库存、供应以及用后处理工作。

4.2.7 核酸检测组

组长：主管医技部门副院长。

副组长：人事处、医务处、检验科、核酸实验室、护理部、后勤部负责人。

组员：核酸实验室及医务处、护理部相关人员。

职责：负责统筹推进核酸检测能力建设，强化核酸检测机动队伍建设，提高核酸检测质量；保障核酸采集、运送、检测顺利及实验室生物安全；强化核酸检测质量控制，保障检测仪器、试剂供应；开展核酸采样和检测人员培训；严格落实北京市核酸检测“应检尽检”“愿检尽检”政策，满足重点人群及全院职工筛查需要；推动核酸检测管理标准化、数字化建设。

4.3　舆情监测组

组长：院党委主管宣传工作副书记。

副组长：宣传中心主任、副主任。

组员：宣传中心有关工作人员。

职责：负责把握正确的舆论导向，协调好新冠病毒感染的肺炎防控信息发布工作，保持宣传口径统一，做好舆情监测与引导，按有关规定向社会公布相关信息，注重社会效果，回应群众关切；严守宣传纪律，做好舆情监测工作，发现敏感信息，及时上报、及时进行追踪处理。

4.4　信息上报组

组长：主管医疗部门副院长。

副组长：医务部兼门办主任、院感办主任、党办主任、院办主任、人事处长、信息中心主任、统计室主任。

组员：门诊办公室、医院感染与疾病控制处、党办及院办有关工作人员、人事处及有关人员。

职责：负责疫情信息资料收集、汇总、上报及反馈；负责密接人员排查；负责职工健康状况信息收集、汇总、上报及反馈。负责每日及时整理各方面信息，做好信息上报工作。

4.5　后勤保障组

组长：主管后勤部门副院长。

副组长：后勤部主任、总务处、保卫处、餐饮中心、物业办负责人

组员：后勤保障部有关工作人员。

职责：负责第三方人员管理及每日健康监测工作；负责加强第三方人员培训考核；保证就医秩序和环境安全，提供餐饮保障服务和物业保障服务。

4.6　人力资源保障组

组长：院党委主管人事部门副书记。

副组长：人事处处长、党办主任、绩效办主任。

组员：人事处、绩效办科室人员。

职责：负责管理员工疫情期间考勤和劳动纪律，加班的审核和报批；协调医院各部门调配人力支援发热门诊及缓冲病房，遴选和管理门诊志愿者；制定疫情期间绩效评价政策并组织实施绩效管理；负责全院职工健康状态监测；负责医院全体员工核酸检测工作，人员涵盖医院在职职工、进修学生及其他在院工作人员。

4.7　巡查督查工作组

组长：党委书记。

副组长：党委副书记、纪检书记、总会计师。

组员：党办主任、宣传中心主任、纪检办公室主任、巡查督查小组成员。

办公室：纪检办公室。

职责：全面落实医院人、地、事、物全方位的防控责任，抽调党务部门干部、党支部书记、纪检干部、支部委员组成 15 个督导巡查小组，进行全流程、全区域、全时段督查，按照网格化管理的模式督查医院疫情防控重点工作落地情况。

5. 专家点评

为应对此次 COVID-19 疫情，各医院从实际出发，在已有的突发公共卫生事件应急模式基础上进行探索研究，纷纷建立各有特色的新冠肺炎疫情防控背景下突发公共卫生事件的应急指挥体系。

首都医科大学附属北京朝阳医院的 COVID-19 疫情指挥体系案例具

有鲜明的特点，即清晰的三层架构：第一层为工作领导组，统筹负责疫情应急处置、综合决策、指挥调度、资源调配；第二层为工作领导组下设防控工作小组，具体的部署工作由防控工作小组进行实施和与各组衔接，为整个组织架构的有效运转、决策的落实、各部门衔接提供了保障；第三层为医疗救治组、舆情监测组、信息上报组及后勤保障组、人力资源保障组、巡查督查工作组，几组分管工作一目了然，最大限度地做到了指挥体系的扁平化管理，利于工作领导组对各项工作进行统一部署。

本指挥体系没有涵盖科研体系，在突发公共卫生事件应对过程中，开展应急科研攻关，建立以需求牵引、突出重点、协作攻关、科学决策为导向的科研攻关机制也很有价值，值得进一步探索。

（二）新冠肺炎指挥应急组织体系的建立案例

1. 案例来源

首都医科大学附属北京佑安医院。

2. 参考指南

领导指挥应急组织体系响应指南。

3. 案例背景

2022年2月，医院为落实疫情防控“四早”要求，做到风险管控快、严、狠、准，应对措施坚决果断，做到“逢阳”快速、科学、精准、有序处置，织密织牢疫情防控网络，在原有的应急体系基础上，完善COVID-19疫情防控的“逢阳”处置应急体系，保障“逢阳”应急工作的有序有据开展。

4. 工作举措

（1）对“逢阳”作出定义：“逢阳”是指新冠病毒核酸检测阳性人员和物品到访医院或院内出现人员、环境和物品核酸检测阳性。包括以下 3 种：新冠病毒核酸检测阳性人员和物品曾经到访医院但不在院；发现阳性个案（包括人员、环境和物品）且在院；发现多个阳性情形（包括人员、环境和物品）且在院。

（2）完善“逢阳”应急处置指挥调度体系（图 4-2）：应急处置指挥调度体系以指挥调度组为核心，下设信息上报组、医院感染组、疾控流调组、职工健康监测组、核酸检测组、医疗救治组、消毒防疫组、后勤保障组、安全保卫组、人力资源调配组、新闻发布与舆情监测组、投诉与纠纷处理组、心理干预组 13 个组。指挥调度组由主要院领导任组长，主管医疗的院领导任副组长，各部门主管院领导任组员，指挥调度办公室设在医务处。指挥调度组工作职责为指挥、组织全院“逢阳”时应急响应工作，启动“逢阳”案例处置方案，科学进行风险研判，开展组间协调联动。工作流程为：医务处接“逢阳”信息时应立即请示指挥调度组副组长，指挥调度组副组长在指挥调度组组内发起研判后，启动“逢阳”

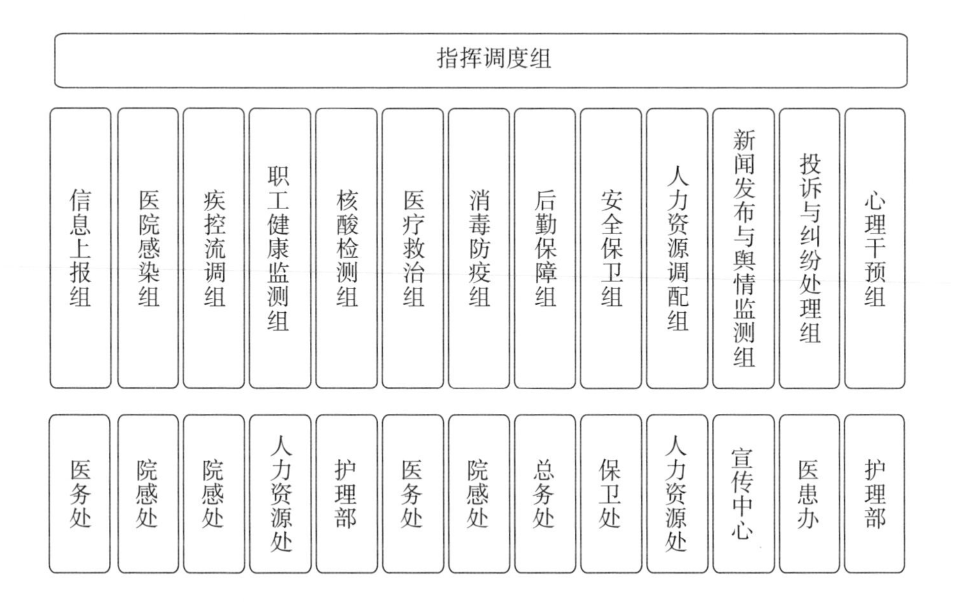

图 4-2 首都医科大学附属北京佑安医院“逢阳”处置预案工作体系

处置预案。

（3）信息上报组：由医务处负责人任组长，院办公室、感染管理与疾病预防控制处负责人任副组长，医务处、感染管理与疾病预防控制处、临床检验中心、病案统计管理中心、信息网络管理中心工作人员任组员。工作职责为按照上级信息报送流程和时间要求报送信息；接收全流程信息，包括并不限于“逢阳”病例诊疗过程、职工健康监测，并将上述信息形成分析报表。“逢阳”病例信息上报流程为：信息上报组得到启动“逢阳”处置方案的指示后，立即启动上报工作。信息上报组各位组员得到指示10分钟内向属地CDC、属地卫生健康委、市医管中心、市卫生健康委等相应领导口头报告，根据疫情处置进展完成文字版上报、续报及终报，并向指挥调度组反馈上报结果。

（4）医院感染组：由感染管理与疾病预防控制处（院感处）负责人任组长，感染管理与疾病预防控制处、保卫处、总务处工作人员任组员。工作职责为根据“逢阳”病例具体情况确定洁污分区、动线流程，督导消毒隔离、升级防护；按需联系后勤保障组对确定的涉疫区域进行分区标识；指导后勤保障组对涉疫废物进行整理清运。

（5）疾控流调组：由感染管理与疾病预防控制处负责人任组长，感染管理与疾病预防控制处工作人员任组员。工作职责为协同信息上报组完成“逢阳”信息收集、统计与上报工作，配合属地CDC进行流调、涉疫人员划分、确定涉疫区域、溯源活动轨迹。

（6）职工健康监测组：由人力资源处负责人任组长，感染管理与疾病预防控制处、教育处工作人员任副组长，人力资源处、感染管理与疾病预防控制处、教育处、总务处工作人员任组员。工作职责为安排院内全口径人员进行核酸检测，并开展全员健康监测。确认在院外的密切接触者、次密接职工所在位置和管控情况。

（7）核酸检测组：由护理部负责人任组长，临床检验中心工作人员任副组长、护理部、门诊部、信息网络管理中心、医学工程处、采购中心、感染管理与疾病预防控制处工作人员任组员。工作职责为按属地 CDC 要求进行人员和环境采样及检测，人员和环境核酸采样及检测具体时间安排按照属地政策执行。

（8）医疗救治组：由医务处负责人任组长，呼吸与感染性疾病科、护理部工作人员任组员，医务处、门诊部、急诊科、呼吸与感染性疾病科、重症医学科、手麻科、产科、透析室、普外中心、泌尿外科、妇科工作人员任组员。工作职责为梳理排查住院患者和门诊管控患者；保障住院患者、门诊管控患者、急诊手术、孕产妇、透析、放疗、化疗等特殊患者的救治；做好患者情绪安抚，统筹安排退号、化验、检查等服务。配合疾控部门及社区防控组将在院密切接触者、密接的密接闭环转运至集中隔离点；对排查后需严格管理人员按照管控要求进行管理。对于具备出院标准的非密接、非密接的密接患者，复查三次样本核酸阴性并充分告知后妥善安排出院。患者出院时通知社区，出院后进行居家健康监测。

（9）消毒防疫组：由感染管理与疾病预防控制处负责人任组长，总务处和感染管理与疾病预防控制处工作人员任副组长及组员。消毒防疫组根据规范指导并组织人员对涉疫区域进行随时消毒与终末消毒，对其他区域进行预防性消毒及环境清洁。

（10）后勤保障组：由总务处负责人任组长，采购中心及医学工程处工作人员任副组长，医学工程处、总务处、采购中心、财务处、工会工作人员任组员。工作职责为保障医疗救治设备、物资、耗材供给；安排人员隔离、住宿专区；供应基本生活用品，包括但不限于食品饮用水、被褥、枕头、床单、枕套、被罩等。

（11）安全保卫组：由保卫处负责人任组长，由保卫处、医务处工作人员任副组长及组员。工作职责为合理引导人流及车流，协助医护人员维持患者就诊秩序；引导“120”转运车按规定路线行驶；必要时，指导和配合公安部门设立警戒隔离带。

（12）人力资源调配组：由人力资源处负责人任组长，由医务处、护理部负责人任副组长，由人力资源处、医务处、护理部工作人员为组员。工作职责为根据工作需求及工作负载量调配工作人员，必要时报医管中心协调支援人员。

（13）新闻发布与舆情监测组：由宣传中心负责人任组长，由党委办公室、院办公室工作人员任副组长，由医务处、护理部、门诊部、财务处、急诊部、信息网络管理中心、宣传中心工作人员任组员。负责对外宣传及媒体的接待工作；宣传、报道院内先进事迹；根据相关规定报道医院应急处置信息；在接到上级指导后，通过医院官方渠道统一对外发布暂停接诊或恢复接诊等信息，并做好患者告知和疏导。

（14）投诉与纠纷处理组：由医患关系协调办公室负责人任组长，由保卫处工作人员任副组长，由医患关系协调办公室、行风办工作人员任组员。工作职责为妥善处理涉疫相关投诉纠纷。

（15）心理干预组：由护理部负责人任组长，由工会办公室、医务社会工作部、团委工作人员任副组长，由护理部、医务处、工会工作人员任组员。工作职责为对院内封控区域内的患者、陪护家属、医院工作人员以及居家封控人员进行心理疏导和干预，体现关心关爱和服务温度。

（16）各组按照《“逢阳”处置工作清单》（表 4-2）制定本组工作方案及预案，开展应急演练，反复演练、复盘并不断完善。

表 4-2 “逄阳”处置工作清单

序号	事项	责任组	完成
1	接报 / 发现核酸检测阳性信息 / 核酸检测阳性人员，即刻向医务处汇报	接报人员	□
2	医务处汇报指挥调度组启动医院指挥体系	指挥调度组	□
3	10 分钟内上报疾控部门、医管中心、卫生健康委等相关委 / 办 / 局	信息上报组	□
4	协助 CDC 溯源活动轨迹，确定涉疫区域	疾控流调组	□
5	封控涉疫区域，警戒疏导，维持秩序	安全保卫组	□
6	制作涉疫区域标识、动线流程、确定防护级别	医院感染组	□
7	评估空调回风是否需要关闭	医院感染组	□
8	协助 CDC 开展流调、涉疫人员分类处置	疾控流调组	□
9	组织职工核酸检测、健康监测	职工健康监测组	□
10	进行环境采样	医院感染组	□
11	组织患者分类救治	医疗救治组	□
12	安排具备标准非密接、非密接的密接患者出院	医疗救治组	□
13	开展清洁消毒	消毒防疫组	□
14	人员隔离、住宿区域准备及基本生活用品保障供给、医疗救治物资供给	后勤保障组	□
15	人员调配支援	人力资源调配组	□
16	对内公告、对外发布停诊信息、开展舆情监测	新闻发布与舆情监测组	□
17	涉疫投诉和纠纷处理	投诉与纠纷处理组	□
18	封控人员心理疏导和干预	心理干预组	□
19	涉疫垃圾清运	后勤保障组	□
20	恢复门诊准备	指挥调度组、医疗救治组、新闻发布与舆情监测组	□

5. 专家点评

此案例中，首都医科大学附属北京佑安医院在原有的应急体系基础上，进一步针对 COVID-19 流行和防控特点，建立了“逢阳”处置应急体系，该应急体系即是“作战指挥部”，在医院快速、严格、有序应对新冠病毒核酸检测阳性人员和物品到访医院或院内出现人员、环境和物品核酸检测阳性情况，妥善处置住院和门诊患者，防控风险外泄，尽早恢复正常医疗秩序起着决定性的作用,对于其他医院很有借鉴意义。首先，该方案对“逢阳”明确定义，该定义提示了医院需处置的阳性范围既包括人员也包括环境和物品,且不限于当时在院,亦不应遗漏曾有阳性在院。明确的定义有助于医疗机构及时启动 COVID-19 应急防控处置程序，避免因概念不清造成处置延误。其次，该方案按照“逢阳”后处置工作内容建立相应组织架构体系，明确领导和工作小组二级组织，建立 13 个工作组，全流程、全要素、全口径覆盖“逢阳”后处置关键内容，明确主责部门和配合部门职责，保障工作不重不漏、迅速稳妥，对于其他医院类似情形下的工作处置有较强借鉴意义。最后，设计“逢阳”处置表单，明确处置工作内容和人员要素，清单式、标准化管理简单清晰，防止因应对突发事件慌乱处置、遗漏工作步骤，造成管控不全面。建议在“逢阳”处置工作清单中增加对出院患者的处置，如出院标准及与社区的接洽，使之更为完善。

（三）COVID-19 疫情防控四级管理制度体系建设案例

1. 案例来源

首都医科大学附属北京朝阳医院。

2. 参考指南

应急管理制度体系响应指南。

3. 案例背景

2020 年 2 月至 2021 年 10 月期间，医院为完善 COVID-19 疫情防控应急管理制度体系，保障应急管理工作的有序有据开展，陆续建立了应对新冠疫情防控的四级管理制度体系，为全院、职能部门、业务部门、个人的疫情精准防控和局部应急处置提供了重要制度保障。

4. 工作举措

在全院层面，医院制定了《新冠肺炎常态化疫情防控工作方案（试行）》，从总体要求、组织机构、工作任务、应对措施等方面，做出了具体的制度性安排。同时结合综合医院的现实条件和工作经验，探索建立了“平战结合”可转换床区的工作预案，为医院层面疫情期间的应急响应工作开展提供了明确依据。

在职能部门层面，由医务部门统筹协助各职能部门根据上级要求和院内制度，梳理本部门的应急任务，结合各部门具体职责，制定部门常态化疫情防控工作方案及应急预案，对各部门负责的具体工作内容、职责、应急流程和预案进行了规范。以总务部门为例，在明确本部门应急工作内容和组织架构的基础上，将该部门按班组划分，对空调组、垃圾站、污水站、电工班组、氧气站、洗衣房、太平间 7 个班组在应急响应期间的重点工作做了详尽梳理与规范，做到了应急响应规范化管理和全流程覆盖。为便于实际工作执行，还对部分重点环节（如垃圾处理）绘制了流程图（图 4-3），推动制度执行与核查的标准化。

在科室层面，医院制定了《新冠肺炎疫情常态化防控科室管理制度》，将强化科室医院感染管理作为重要内容，将感控医生和感控护士纳入科

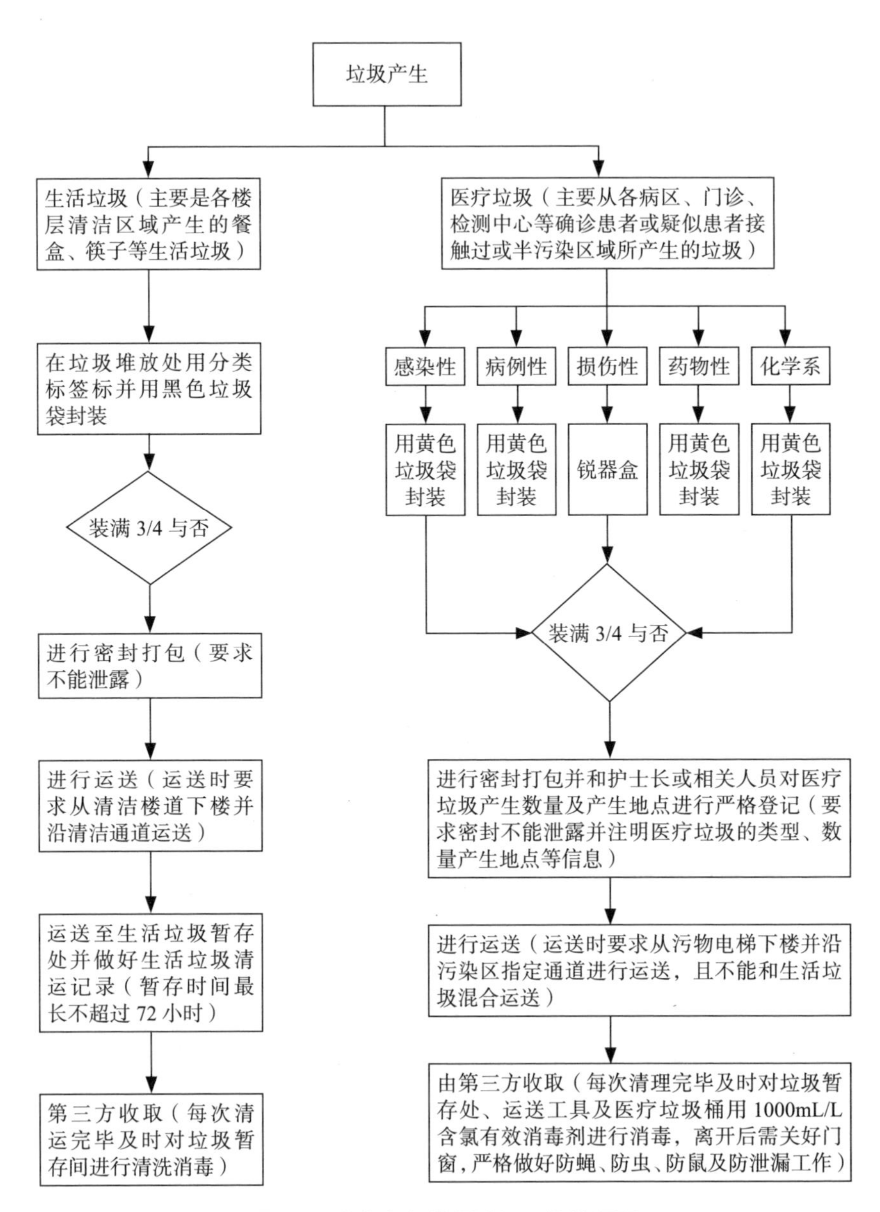

图 4-3　总务部门垃圾清运工作流程图

室应急管理小组，同时设置感控督导员岗位，严守医院感染防控底线。在管理制度中，明确科室主任是科室疫情防控第一责任人，明确感控督导员在应急响应期间的工作职责，要求每日对本科室人员个人防护情况、手卫生、感染防控危险因素等进行监督和巡察，积极反馈问题，提出改进意见或建议，同时订立了科室在应急管理期间，定期召开医院感染防控专题会议的制度。

在个人管理层面，医院制定了《新冠肺炎常态化防控期间人员管理相关要求》，从严格遵守防疫纪律，坚决贯彻落实政府监管部门关于疫情防控的决策部署，模范遵守医院、社区疫情防控规定和措施的角度，对全院人员的行为管理和全院人员的健康监测，提出了应急响应期间的工作要求，实现了应急期间人员管理规范的有据可依。

5. 专家点评

完善的制度体系建设，是抗击疫情取得成功的根本保证，也是应急体系建设的基石。一套成熟的、成功的应急管理制度体系，不是静止的、一成不变的，而是与临床实际工作相结合，并能够随着疫情规模发展变化，以问题为导向而加以发展和完善。

首都医科大学附属北京朝阳医院的疫情防控制度体系与医院的层级管理实际情况紧密结合，根据抗疫工作中不同的实施主体，按照院级、职能部门、临床部门和个人管理层面分为4层，确定了管理者和实施者的行为，便于在抗疫中发挥主体作用及部门间协同作用。案例中对部分重点环节（例如垃圾处理）绘制了流程图，体现了制度流程化、流程表单化的重要作用，为制度的落实提供了清晰的指导，推动制度执行与核查的标准化。

（四）后备发热门诊建设案例

1. 案例来源

首都医科大学附属北京佑安医院。

2. 参考指南

医疗救治应急管理体系响应指南。

3. 案例背景

2020年12月至2022年3月期间，医院为及时应对COVID-19疫情，保障医疗救治工作的有序有据开展，在原有发热门诊基础上，设立后备发热门诊，在现发热门诊因火、电等问题不能正常运转的情况下，启用后备发热门诊，后备发热门诊先后承担过“高风险筛查门诊”“弹窗门诊”职能，为医疗工作提供了有力的后备保障。

4. 工作举措

（1）后备发热门诊的设置内容包括后备发热门诊的位置、平面图、房间设置。

（2）后备发热门诊的设置过程中应有院感处和总务处人员全程参与。

（3）后备发热门诊应有至少3个更衣间，作为洁净更衣室、一脱区域、二脱区域，应急情况下可用露天帐篷。

（4）后备发热门诊的最小岗位配置为：预检分诊室1名护士、诊室1名医生；留观区护士1名，负责留观患者巡回和患者动线消毒；室外护士1名，负责运送标本、领取药物。

（5）后备发热门诊动线设置：

工作人员动线：工作人员在发热门诊对面的更衣间内更换衣物。

患者动线：患者由西向东进入发热门诊，发热门诊留观患者不能离开房间，离开房间需告知巡回护士，返回房间后巡回护士对行走路线进行消毒。每位患者上楼梯后，由巡回护士对楼梯进行消毒。

医疗废物动线：医疗废物由东向西转运离开发热门诊。

（6）后备发热门诊启用流程：

医务处牵总：通知总务处、科技处、感控处、发热门诊人员启动发热门诊。

科技处职责：接到医务处通知后，派人到现场，协助总务处搬迁，不易挪动物品封存在一层封闭间。

总务处职责：接到医务处通知后，协助后备发热门诊腾空，能挪动家具搬入地下车库库房，钥匙交发热门诊保安。

感控处职责：现场培训工作人员动线及防控措施。

5. 专家点评

在疫情防控期间，发热门诊发挥着至关重要的“哨点”作用，承担了大量感染风险患者的筛查和救治工作，发热门诊诊疗能力保障是大型医院正常运转的砥柱基石。因此首都医科大学附属北京佑安医院预设发热门诊因电力、失火等各种突发事件不能正常进行诊疗行为情况下，启动备用发热门诊的方案对保障医院医疗工作的有序和安全有重要的意义及推广价值。首都医科大学附属北京佑安医院此后备发热门诊建设案例对后备发热门诊的硬件设置、环境布局、动线设置、职能安排、人力保障、启动流程方面均有详细描述，且围绕感控要求详细设计细节，关注细节决定成败；此外，该案例备用发热门诊的启动预设方案易于操作，可在原发热门诊遇突发事件后快速启动。综上，此案例对其他医疗机构有较强借鉴意义。综合评判发热门诊常见应急问题，以及发热门诊停诊后的接诉即办投诉建议反馈，发热门诊因接诊阳性病例或接触阳性物品后停诊亦是发热门诊停诊的原因之一，因此建议在备用发热门诊的启动流程中增加发热门诊因“逢阳”封控启动后备的设计，并根据接诊需求增加人员调配的内容。

二、医疗救治领域

（一）医疗救治领域门急诊部门的响应指南案例

1. 案例来源

首都医科大学附属北京朝阳医院。

2. 参考指南

门急诊部门的响应指南。

3. 案例背景

首都医科大学附属北京朝阳医院（简称北京朝阳医院）2019 年接诊了 2 例外地转院患者，经检查及朝阳区疾控中心复核，确诊为肺鼠疫，后转诊至首都医科大学附属北京地坛医院（简称北京地坛医院）继续治疗。此 2 例患者是北京 109 年以来首现的输入型肺鼠疫患者，及时的管控及诊疗避免了甲类传染病的流行。故以其就诊及处置过程作为案例分享。

4. 工作举措

4.1　患者治疗过程

2019 年 11 月 3 日夜间，由内蒙古自治区一辆救护车转运至北京朝阳医院 2 例患者。急诊分诊台护士询问患者身份为夫妻，病程期间曾有发热，护士即安排患者至发热门诊就诊。发热门诊接诊后，立即在发热门诊进行甲型和乙型流感病毒抗原检测。2 例患者初步排查甲型和乙型流感后，返回急诊科就诊。11 月 4 日患者经呼吸科会诊后转入呼吸监护室住院治疗。

患者转入呼吸监护室后抗感染治疗，予呼吸机辅助通气，其中 1 例患者建立静脉 - 静脉体外膜肺氧合（extracorporeal membrane oxygenation，ECMO）治疗。治疗期间，继续积极进行病原学筛查。根据患者旅居史流行病学特点，医院申请疾控中心完善特殊病原微生物鉴定。经检验，发现血鼠疫抗原阳性，痰鼠疫核酸阳性。11 月 12 日凌晨经专家会诊后临床诊断为肺鼠疫。

呼吸监护室医师在接到患者确诊鼠疫后立刻上报，并在 2 小时内完成传染病报卡。

11 月 12 日早 5:00 由北京急救中心救护车转至北京地坛医院治疗。

4.2 应急处置

11 月 12 日朝阳区疾控中心进驻医院，划定密接人员范围和隔离处置方式。医院立即启动院内传染病接诊后应急预案。

4.2.1 划定关停诊疗区域，调整诊区和动线

医院于患者临床确诊后即刻封闭发热门诊和急诊区域，区域内患者原地治疗，暂停接诊新来院患者。

4.2.2 院内密接工作人员确认及应急处置

11 月 12 日早晨朝阳区疾控中心启动对发热门诊、急诊患者流行病学追踪。医院于当日晨交班向临床医技科室二线通报院内接诊鼠疫患者情况，要求二线会诊时做好个人防护，对科室患者和转入本科患者观察病情，主动询问患者，对类似鼠疫病情患者立即上报医务处。曾诊疗患者的科室填报医院《信息报告表》，上报接触人员名单、时间、接触方式（一般诊疗、体液样本接触等）。

医务处根据急诊科提供的 2 例患者收治入 RICU 病房前的就诊轨迹及人员信息，绘制成流程图。医务处、护理部对院内人员做流行病学调查，调查内容包括：鼠疫患者在我院的就诊轨迹，曾接诊的临床科室及医技

科室，曾接触患者的医生、护士、技师、后勤物业人员。

确定为密接人员前，接诊科室的在岗医务人员暂时集中院内隔离，不在岗医务人员科室逐一通知居家健康监测。

11 月 13 日确定鼠疫患者密切接触人员名单，集中隔离观察，并上报朝阳区疾控中心进行核定。

4.3　密接患者处置

经朝阳区疾控中心核定，确定密接患者名单（共计 79 例）。

医务处制作填报密接患者情况表格，诊疗科室每日晨交班上报内容包括患者所在病区、是否单间隔离、使用抗生素药品情况、体温（每日早晚 2 次）。

对病情重、持续发热的密接患者组织院内会诊，排除鼠疫传染。医务处逐一查 79 例密接患者病历号，查急诊电子病历系统和嘉禾病历系统，梳理每例患者的就诊轨迹。

医务处及医院感染与疾病控制处每日与朝阳区疾控中心人员确认当日解除隔离人员名单。

4.4　密接工作人员隔离监测

医院对自 11 月 3 日起曾与鼠疫患者密切接触的医院职工、医学生采取隔离医学观察，其中，11 月 5 日起 49 名接触过患者且未做有效防护的院内职工和医学生集中至潮白河隔离观察，对非密接患者的人员（188 人）以临床观察和每日零报告形式管控。

人事处负责对隔离职工和患者每日按零报告制度上报人员一般情况，每日确定可解除隔离观察人员数量。

医务处及医院感染与疾病控制处每日与朝阳区控中心人员确认当日解除隔离人员名单。

4.5 院感办组织各环诊区、检查平台科室消毒。组织全院鼠疫防控培训

4.6 宣传中心负责舆情监测，禁止个人传达和传播疫情信息

5. 专家点评

北京朝阳医院提供的肺鼠疫患者处置案例，记录了接诊标准的烈性传染病应急处置全流程，案例有一定的代表性，其中值得借鉴的优点较多。首先，在接诊后迅速完成筛查、抢救、流调、会诊、确诊、隔离、上报、转运；其次，有完善的院内传染病接诊后应急预案，包括关停诊疗区域、调整接诊动线、密接工作人员、密接患者处置，体现了全院各部门共同参与，各司其职。案例有较好的科学性，体现了医院管理的精细化、科学化、制度化。这一案例中采取的措施对于疫情期间保障医院生产安全，整体安全大有帮助。

受篇幅限制案例没有向外延展，建议在标准流程管理的基础上，作出进一步的分析，如在实施相关措施时有无增加人力、有无提高成本。总体来说这是一个有在全国推广意义的质量较高的案例。

（二）门诊隔离封闭流程案例

1. 案例来源

首都医科大学附属北京佑安医院（简称北京佑安医院）。

2. 参考指南

门急诊部门的响应指南。

3. 案例背景

保障医院出现 COVID-19 感染可疑情况时的正常运行，科学、精准、高效、有序、人文地开展工作，确保医院封闭状态下医院员工、患者及

家属、第三方驻场人员的正常生活，根据《全国突发公共卫生事件应急预案》等法律法规制定应急预案。

4. 工作措施

4.1　门诊号源管理（负责人：门诊部主任）

由门诊部主任通知信息网络管理中心及门诊收费处，及时暂停院内各类预约挂号渠道，通过电话、微信推送等途径通知已预约号源患者不要来院就诊，在门诊收费处指定窗口办理退号手续。

流程示例（图 4-4）：

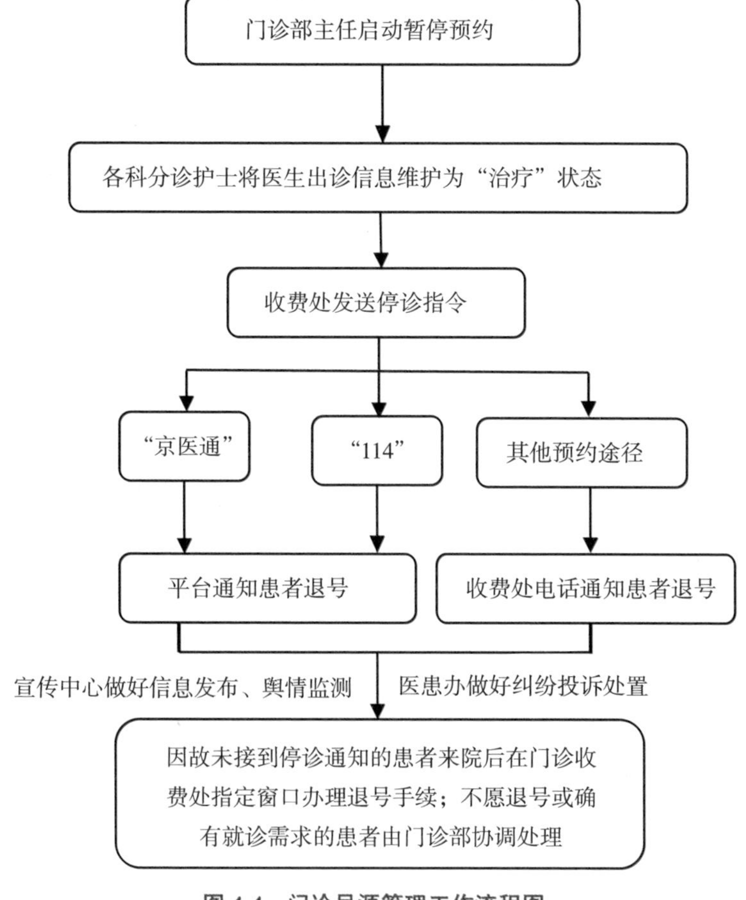

图 4-4　门诊号源管理工作流程图

（1）门诊部主任通知信息网络管理中心及门诊收费处组长暂停预约挂号。

（2）分诊护士将医生出诊信息维护为“治疗”状态。

（3）门诊收费处工作人员向“京医通”平台发送停诊指令，“京医通”平台自动向已预约患者推送停诊信息并引导患者在线退号。对未退号、未就诊患者于就诊当日 18:00 自动执行退号操作。

（4）门诊收费处工作人员向“114”平台发送停诊指令，“114”平台通知已预约患者不要来院就诊。

（5）门诊收费处工作人员通过电话联系非“京医通”/“114”途径预约患者，告知停诊信息，征得患者同意后为其办理退号。

（6）门诊部将号源管理情况报告宣传中心及医患关系协调办公室，做好信息发布、舆情监测、纠纷投诉处置等工作。

（7）因故未能接到停诊通知的患者来院后在指定财务窗口办理退号手续。不愿退号或确有就诊需求的患者由门诊部协调处理。

4.2 医疗安全风险评估

（1）启动应急预案后，感染管理与疾病预防控制处人员立即到达现场，初步划定隔离区域及隔离人员。暂停接收患者，住院患者及陪护人员不得离开原病室。保卫处配合做好封闭区域警戒工作，设置警戒线、隔离带等，非相关人员不得进出封闭区域。

（2）感染管理与疾病预防控制处现场指导患者隔离、转运及人员防护，根据暴露风险选择个人防护装备，协调医学工程处紧急调配个人防护装备，科室感控专员负责监督落实个人防护措施执行。疑似或确诊病例立即转运至病区隔离病室单间隔离，如疑似或确诊病例有陪护人员应在其他病室单间隔离。隔离区域内其他患者及陪护人员实行分类隔离，将与疑似或确诊病例同病室的密切接触患者及陪护人员安置在靠近隔离病室一侧区域，且需符合单人单间隔离要求（如有陪护人员尽量单间隔离，不能达到单间隔离的陪护人员应与其陪护患者同室隔离）。其他非密切接触的患者及陪护人员以原病室为单位进行隔离。医务处、护理部协调疑似或确诊病例及其他患者隔离、诊疗、医务人员配置等相关工作。

（3）感染管理与疾病预防控制处立即组织开展流行病学调查工作。对患者近14日流行病学史进行详细调查，明确患者在院期间进入的区域、接触的人员、接受的诊疗等。联系属地疾病预防控制机构并配合其开展流行病学调查，确定密接、次密接人员。协助疾病预防控制机构、社区防控组、转运组完成密接、次密接人员信息登记及转运至集中隔离点。

（4）医务处、护理部组织对密接、次密接人员（包括患者及陪护家属，工作人员包括医护人员、外包人员、进修人员、研究生等）进行核酸检测，感染管理与疾病预防控制处对患者及密接人员活动过的区域外环境进行标本采集并送检核酸检测。

（5）感染管理与疾病预防控制处指导对患者及密接人员活动过的区域进行环境清洁消毒，医务处、护理部、总务处等部门组织人员配合完成环境清洁消毒工作。采购中心、总务处协调消毒物资的采购与发放。立即停用隔离区域集中空调及非独立新风系统，如疑有空调或新风系统污染，由总务处协调安排空调或新风系统消毒。

（6）流行病学调查、人员及外环境核酸检测应同时进行，完成后立刻进行环境清洁消毒工作。

（7）感染管理与疾病预防控制处根据隔离区域内布局，划定洁污分区，制定工作人员、患者与家属、清洁物资与污物、标本等进出及转运动线、流程。宣传中心协助制作动线流程图、路线标识等，并张贴于相应区域。

（8）院领导协调单独隔离观察区域用于相关工作人员（密接、次密接）隔离；总务处负责工作人员隔离观察区域的后勤保障（清洁消毒用品、床上用品等）；护理部派驻固定人员负责工作人员隔离观察区域的生活保障（饮食等）、体温及感染症状体征监测，社区防控组及转运组联系密接、次密接人员转运时，与转运组对接，完成密接、次密接人员交接工作；工会负责隔离职工心理疏导工作。

（9）启动零报告制度，全院各科室每日将本科室患者、家属及工作人员健康监测情况汇总上报，患者及家属情况报医务处，陪护人员情况报护理部，其他工作人员情况报人力资源处。出现可疑感染症状体征立即报告医务处、感染管理与疾病预防控制处，组织开展后续处置工作。

（10）感染管理与疾病预防控制处制定医院感染防控相关培训要求及内容，教育处制定培训计划，组织相关部门、人员开展学习及考核。

（11）组织开展院、科两级医院感染防控督导工作。院级督导由感染管理与疾病预防控制处牵头组织，医务处、护理部、总务处等相关部门参与，对隔离区域及其他重点区域、部门定期巡查指导，及时发现并协调解决各项问题。科级督导由科室感控专员牵头组织，对各项医院感染防控措施落实情况开展每日监督检查，发现问题及时改正或联系相关部门协调解决。

（12）隔离封闭区域患者全部离开或解除隔离后，感染管理与疾病预防控制处组织对隔离区域进行终末消毒，医务处、护理部、总务处等部门组织人员配合完成终末消毒工作。终末消毒完成后，经环境监测合格，并在上级卫生行政部门及疾病预防控制机构指导下符合开诊要求后，封闭区域重新开诊。

4.3　重点部门医疗管理

门诊诊区临时封闭预案：由保卫处、门诊部协调安保人员及医务人员维持门诊秩序，安抚门诊患者情绪；根据隔离医务人员及隔离区域情况，合理安排号源及检查资源，统筹安排退号、就诊及检查等。

流程示例 1（图 4-5）：

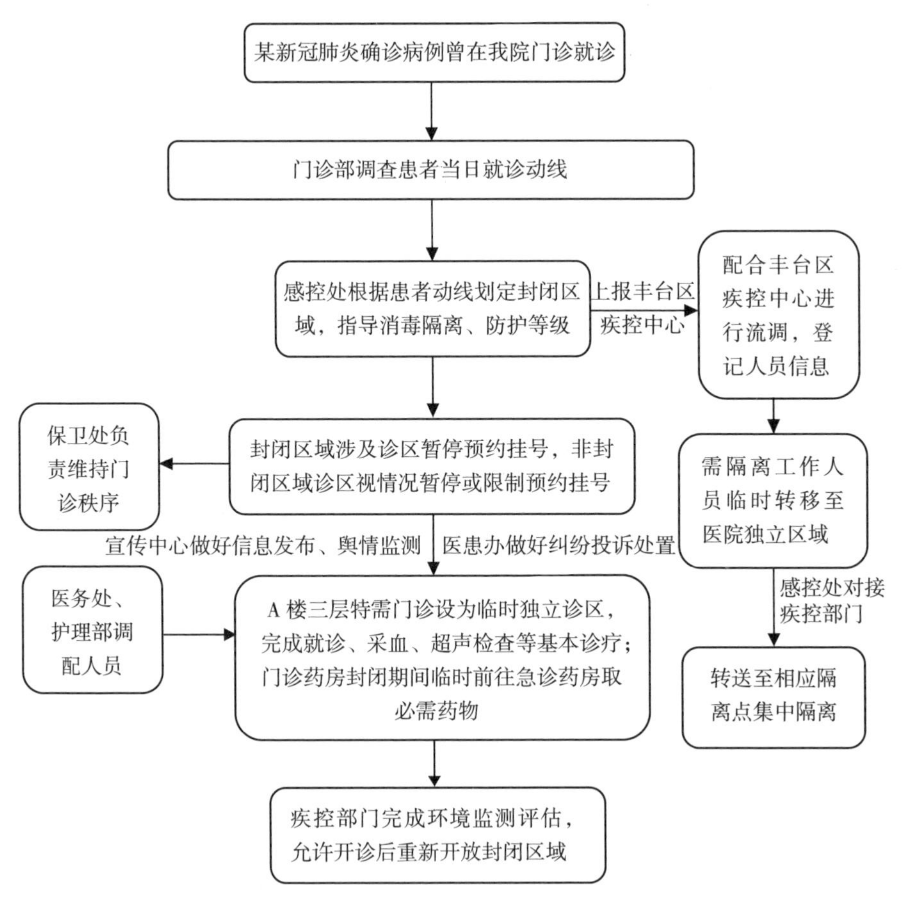

图 4-5　门诊诊区临时封闭预案示例 1 流程图

（1）门诊部接到通知，某新冠肺炎确诊病例曾在我院门诊就诊，立即通知感控处及保卫处，启动调查患者当日就诊动线预案。

（2）感控处派人进入现场，根据患者诊疗信息初步划定封闭区域，配合疾病预防控制机构进行流行病学史调查、登记人员信息。

（3）保卫处协调安保人员维持门诊区域秩序，门诊部工作人员负责引导、安抚患者情绪。

（4）封闭区域涉及诊区暂停预约挂号（详见"门诊号源管理"部分），涉及辅助科室暂停检查，已来院患者有序完成诊疗后该区域不再接诊患者。

（5）门诊部将门诊封闭情况报告宣传中心及医患关系协调办公室，做好信息发布、舆情监测、纠纷投诉处置等工作。

（6）医务处、护理部组织对密接、次密接人员进行核酸检测，感控处对确诊患者及密接人员活动过的区域外环境进行标本采集、送检核酸检测并指导终末消毒。

（7）密接、次密接工作人员临时转移至医院独立区域。感控处协助疾病预防控制机构将上述工作人员转送至相应隔离点集中隔离。

（8）门诊区域部分封闭期间将A楼三层特需门诊设为临时独立诊区（必要时启用专用电梯及通道），已到院不愿退号患者可在临时独立诊区内完成就诊、采血、超声检查等基本诊疗。

（9）门诊药房临时封闭期间，门诊医生仅允许为患者开具不可中断的必需药物，引导患者前往急诊药房取药。

（10）疾病预防控制机构完成环境监测评估，允许开诊后重新开放封闭区域。医务处、护理部调配医务人员，保证门诊诊疗工作正常运行。

流程示例2（图4-6）：

（1）门诊部接到通知，某新冠肺炎确诊病例曾在我院新冠核酸检测门诊就诊，立即通知感控处及保卫处。

（2）感控处派人进入现场，划定封闭区域，配合疾病预防控制机构进行流行病学史调查、登记人员信息。

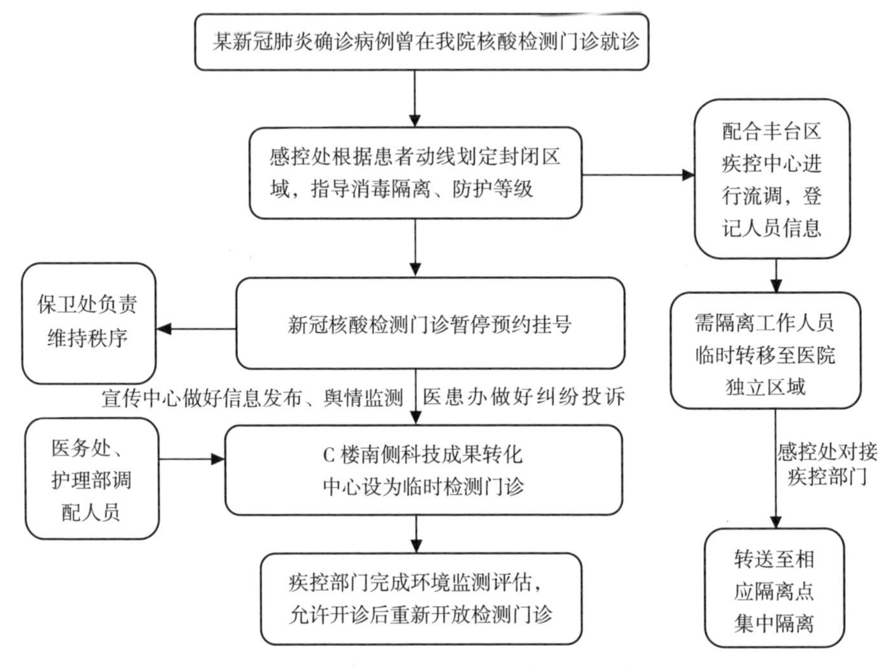

图 4-6　门诊诊区临时封闭预案示例 2 流程图

（3）保卫处协调安保人员维持秩序，门诊部工作人员负责引导、安抚来院人员情绪。

（4）新冠核酸检测门诊暂停预约挂号（详见“门诊号源管理”部分），已来院人员有序完成检测后该区域不再接诊。

（5）门诊部将核酸检测门诊封闭情况报告宣传中心及医患关系协调办公室，做好信息发布、舆情监测、纠纷投诉处置等工作。

（6）医务处、护理部组织对密接、次密接人员进行核酸检测，感控处对确诊患者及密接人员活动过的区域外环境进行标本采集、送检核酸检测并指导终末消毒。

（7）密接、次密接工作人员临时转移至医院独立区域。感控处协助疾病预防控制机构将上述工作人员转送至相应隔离点集中隔离。

（8）新冠核酸检测门诊封闭期间将 C 楼南侧科技成果转化中心（联系科技处负责人，其对此事尚未知晓）设为临时检测点，已到院不愿退号者可在此完成检测。

（9）疾病预防控制机构完成环境监测评估，允许开诊后重新开放新冠核酸检测门诊。医务处、护理部调配医务人员，保证后续检测工作正常运行。

5. 专家点评

北京佑安医院的门诊隔离封闭流程案例充分体现了医院在应对突发新冠肺炎感染可疑情况时的快速、全面反应，确保医院在封闭状态下有序运行，并且科学、精准、高效的处置，有利于快速恢复正常工作。此案例突出特点表现在：一、能够利用信息化手段，快速疏导患者、管理门诊号源；二、感染管理与疾病预防控制处及时介入进行流行病学调查及指导患者隔离、转运及人员防护，且根据隔离区域内布局，划定洁污分区；三、全院一盘棋，上下齐动员，全院全员进行核酸检测，消杀，执行零报告制度；四、重视信息发布、舆情监测以及患者及全员的心理疏导工作。以上在医院的防控应急工作中很有借鉴和推广价值。建议在应急方案中增加对急危重症、孕产妇、透析等特殊患者的治疗建立相应的处置方案。

（三）手术室新冠肺炎疫情期间应急处理案例

1. 案例来源

首都医科大学附属北京佑安医院。

2. 参考指南

手术部门的准备指南。

3. 案例背景

保障医院出现 COVID-19 感染可疑情况时的正常运行，科学、精准、高效、有序、人文地开展工作，确保医院封闭状态下手术治疗正常实施，根据《全国突发公共卫生事件应急预案》等法律法规制定应急预案。

4. 工作措施

4.1　制定手术室临时封闭预案

（1）暂停所有未接手术，手术室内所有人员就地隔离。通知科室不在岗人员返回医院以保障院内抢救。

（2）按照院感对疫情级别的分类，认真完成所有手术室内患者的手术，手术完成后送患者返回 C8 病房，执行“特殊感染患者手术流程”及“手术患者安全防护执行清单”（附件 1），特殊情况按院感和医院最新政策要求进行。

（3）C 楼替代手术室的启用：如 C 楼手术室可以启用，由医务处统计在院等待手术及产科患者数量，将急诊/分娩的患者转诊到 C 楼手术室;如 C 楼手术室不可以使用，则由医务处协调转诊到外院，必要时可向市卫生健康委以及市医管中心申请，在市属医院内统筹协调。

（4）C 楼手术室临时使用的条件：需确保 C 楼有 ICU 床位，需有足够的麻醉医师及手术室护士开展工作，需有足够的设备、物资、耗材，必要时可申请其他医院支持。

（5）手术科室与择期手术患者积极沟通，引导患者出院。

（6）暂停门诊日间手术患者的出诊及收治。

4.2 制定术前专家会诊风险评估制度（图 4-7、图 4-8）

患者科室： **患者姓名：** **会诊时间：** **月** **日**

一、新冠肺炎相关情况（科室医生填写）

1. 流行病学史：

2. 症状：

3. 胸部 CT：

4. 咽拭子新冠核酸病毒检测结果：

5. 血常规：白细胞总数（ ）、中性粒细胞计数（ ）、淋巴细胞计数（ ）

二、此病例新冠肺炎可能性

科内专家 A

□ 排除新冠肺炎可能

□ 新冠肺炎可能性低

□ 新冠肺炎可能性高

□ 新冠肺炎疑似患者

□ 新冠肺炎确诊患者

签名：

时间：

科内专家 B

□ 排除新冠肺炎可能

□ 新冠肺炎可能性低

□ 新冠肺炎可能性高

□ 新冠肺炎疑似患者

□ 新冠肺炎确诊患者

签名：

时间：

三线 C 班或科内专家 C

□ 排除新冠肺炎可能

□ 新冠肺炎可能性低

□ 新冠肺炎可能性高

□ 新冠肺炎疑似患者

□ 新冠肺炎确诊患者

签名：

时间：

三、结论（科室医生填写）

图 4-7 术前病例专家会诊

日期		胸部 CT 无异常	
手术科室		新冠病毒抗体阴性	
姓名		新冠病毒核酸阴性次数	
门诊号		评估结果：能否排除	
流行病学史		手术医生	
症状		评估日期	

注：该表由手术室保存，其真实性与完整性由填写医生负责。

图 4-8 门诊手术术前新冠肺炎筛查结果评估

4.3 制定新冠肺炎流行季手术患者术前筛查流程（图 4-9、表 4-3）

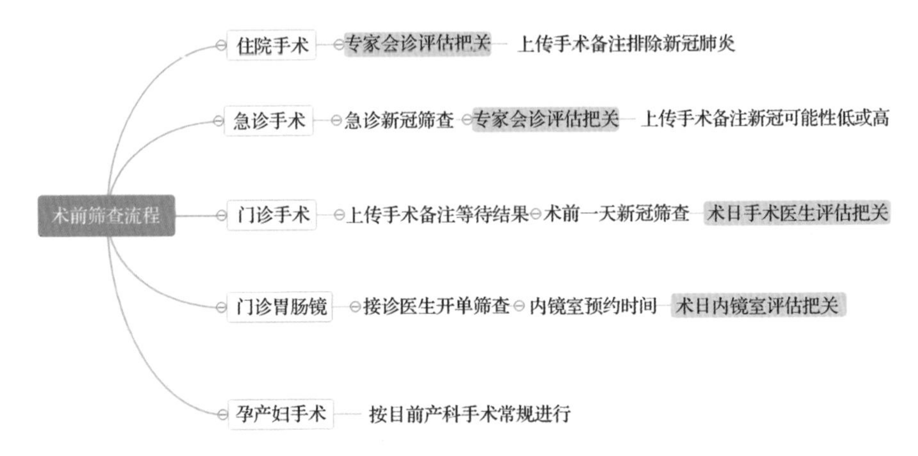

图 4-9　新冠肺炎流行季手术患者术前筛查流程

表 4-3　疑似 / 确诊新冠肺炎患者手术安全防护执行清单

时间	类别	问题	是否实施
术前	沟通上报	上报本部门及主管部门领导、医院感染管理科，确定实施手术区域	□是□否
		联系保卫科，打开 C 楼东部电梯	□是□否
		安排辅助人员或联系听班人员	□是□否
		转运患者前做好防护：一次性手术帽、医用防护口罩、防护服、护目镜 / 防护面屏、鞋套、隔离衣	□是□否
		尽量使用病房转运车接送，如用手术室转运车尽量使用一次性床单被罩	□是□否
		转运床悬挂“新冠”标示	□是□否
	患者转运	为患者佩戴医用防护口罩	□是□否
		乘 C 楼三层东部电梯经南走廊进入 C 楼四号负压手术间	□是□否
		转运患者途中，使用含氯消毒剂对电梯、走廊及沿途进行喷雾消毒	□是□否
		患者过床后，去除转运床上一次性被单床罩枕套，含氯消毒剂擦拭，放于术间外指定位置	□是□否
		再次确认转运床悬挂好“新冠”标识	□是□否

续表

时间	类别	问题	是否实施
	手术间准备	将手术间层流调整为负压状态，关闭南走廊、中间走廊层流	□是□否
		术间前后门悬挂警示标识，谢绝观摩	□是□否
		控制手术人数，避免实习学生参加	□是□否
		移出术间暂时不需要的耗材、仪器、家具等	□是□否
		备齐手术人员所需防护用品并放在固定更衣处	□是□否
		备齐手术所需用物、器械、敷料、高值耗材、设备等	□是□否
	物资准备	准备两套吸引器，一套手术用，一套放于患者口鼻处，减少呼吸道分泌物的扩散	□是□否
		准备两桶浓度为 1000 PPM 的含氯消毒剂，分别用来浸泡术后器械和护目镜	□是□否
		准备内有含氯消毒剂的喷壶 2 ~ 3 个，用于手术间门口、医护人员隔离服、走廊、电梯及沿途喷雾消毒	□是□否
		气管插管与呼吸回路间放置一次性过滤器	□是□否
	人员防护	人员就位：2 ~ 4 名巡回护士、1 名洗手护士、2 ~ 4 名麻醉医师、若干名手术医师	□是□否
		手术医师：防护后（一次性手术帽、医用防护口罩、防护服、护目镜 / 防护面屏、鞋套），进行外科刷手，戴双层无菌手套，穿无菌手术衣进行手术	□是□否
		洗手护士：防护后（一次性手术帽、医用防护口罩、防护服、护目镜 / 防护面屏、鞋套），进行外科刷手，戴双层无菌手套，穿无菌手术衣进行手术	□是□否
		巡回护士（术间内）：一次性手术帽、医用防护口罩、防护服、护目镜 / 防护面屏、鞋套、隔离服、手套	□是□否
		巡回护士（术间外）：一次性手术帽、医用防护口罩、隔离服、鞋套、手套	□是□否
		巡回护士（外围）：一次性手术帽、医用防护口罩、隔离服、鞋套、手套	□是□否
		清洁区辅助护士（抢救时）：一次性手术帽、外科口罩	□是□否

续表

时间	类别	问题	是否实施
		麻醉医师（手术间内）：一次性手术帽、医用防护口罩、防护服、护目镜/防护面屏、隔离服、鞋套、手套，对全麻患者实施气管插管时佩戴正压呼吸器	□是□否
		麻醉医师(手术间外)：一次性手术帽、医用防护口罩、防护服、护目镜/防护面屏、隔离服、鞋套、手套	□是□否
		麻醉医师（外围）：一次性手术帽、医用防护口罩、隔离服、鞋套、手套	□是□否
术中		术中及时吸除手术烟雾	□是□否
		避免频繁走动，减少术间开关门次数	□是□否
		禁止穿着外层手术衣、隔离服、防护服出手术间	□是□否
术后	终末处理	转运患者途中，使用含氯消毒剂对电梯、走廊及沿途进行喷雾消毒	□是□否
		手术结束后关闭层流，手术间、手术床终末消毒（手术间密闭过氧化氢喷雾消毒）	□是□否
		对回风口过滤网消毒或进行更换	□是□否
		麻醉机内循环取出进行灭菌后装机备用	□是□否
		器械浸泡后双层黄色垃圾袋包裹，贴“新冠”标识后放入器械柜中待交供应室	□是□否
		按要求将防护用具放于指定位置，双层黄色垃圾袋，扎紧，贴“新冠”标示	□是□否
		护目镜摘下后放入含氯消毒液中浸泡	□是□否
		锐器盒密封，双层黄色垃圾袋，扎紧，贴“新冠”标识	□是□否
		病理浸泡后双层密封包装，贴“新冠”标识，外包装含氯消毒剂喷雾消毒后，专人运送至病理科，当面确认、交接	□是□否
		医用垃圾双层密封包装，贴“新冠”标识	□是□否
		去除转运床上一次性床单被罩枕套，含氯消毒剂擦拭	□是□否
	人员要求	沐浴更衣，医院感染管理科评估后进行隔离或医学观察	□是□否

5. 专家点评

手术室是医院管理中的重点部位、重点环节。北京佑安医院手术室新冠期间应急处理案例涉及门诊手术、住院手术，涵盖手术室临时封闭预案、术前专家会诊风险评估制度、手术患者术前筛查流程及疑似 / 确诊新冠病毒患者手术安全防护执行清单，内容全面，环节清晰，很具借鉴和推广价值。突出特点：一、手术室临时封闭，立刻启动备用手术室，完成急诊 / 分娩手术；二、明确各类手术患者术前筛查内容和项目；三、疑似/确诊新冠病毒患者手术安全防护以执行清单的形式展示，分为术前、术中和术后，简洁清晰，易执行。

建议在术前筛查流程中增加日间手术，在疑似 / 确诊新冠病毒患者手术中，增加患者术后转运的动线管理，以达到对手术的全覆盖、全流程管理。

（四）新冠肺炎疫情下器官捐献防控管理案例

1. 案例来源

首都医科大学附属北京佑安医院。

2. 参考指南

医疗救治体系响应指南。

3. 案例背景

2020 年 12 月至 2022 年 3 月期间，医院为保障器官捐献应急管理工作的有序有据开展，建立完成了新冠肺炎疫情下器官捐献防控管理制度，为疫情期间器官捐献的实施提供了重要制度保障。

4. 工作举措

明确新冠肺炎疫情下器官捐献各环节的防控要求（图 4-10）。

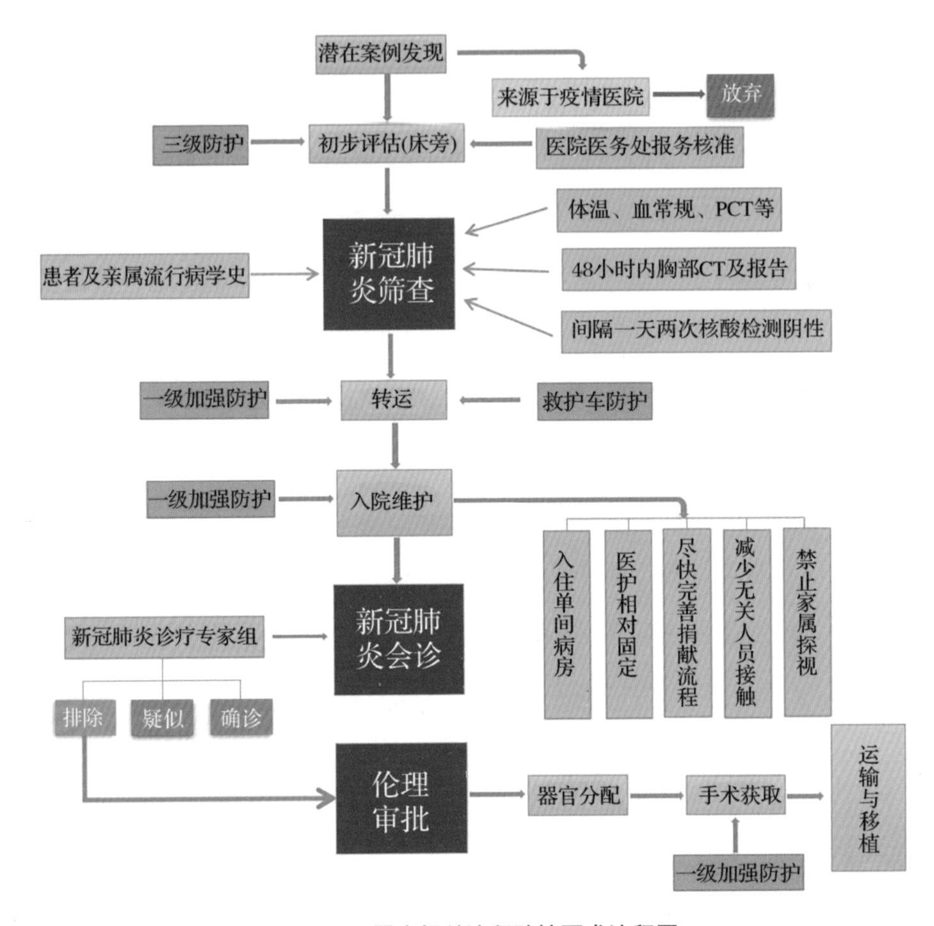

图 4-10　器官捐献流程防控要求流程图

（1）潜在捐献者评估和家属沟通

当得到潜在捐献者信息时器官获取组织（organ procurement organizations，OPO）需向所在医院及时了解患者的流行病学史，如新冠肺炎流行病学史明确或所在医院或科室存在 COVID-19 疫情则为捐献禁忌。在未排除新冠肺炎前 OPO 评估人员尽可能采取远程评估，如病情复杂则需要按照三级防护要求进行现场评估。

器官捐献协调员尽量通过电话、微信与家属联系，如需见面沟通需佩戴 N95 医用防护口罩，并与家属保持 1.5 m 的距离，避免在狭小、通风不良的环境中沟通，避免参与人员过多，沟通过程需进一步明析流行病学史，沟通结束后需更换口罩并进行手卫生处理。

（2）潜在捐献者转运及转运车辆要求

在CT结果明确和两次核酸检测阴性后方可启动转运程序，同时上报医院医务处备案。转运人员由转运医生、护士和司机组成，人员相对固定。按照一级加强防护要求转运，转运时随车家属不得超过两人。转运车辆要求为负压救护车，救护车驾驶室与车厢严格密封隔离，转运中需保持救护车室内通风（负压），呼吸机使用一次性管路，救护车辆配置洗消设施，做好车辆设施终末消毒处理（过氧化氢喷雾或含氯消毒剂、75%乙醇、一次性消毒湿纸巾擦拭消毒）。转运人员需进行防护相关知识和技能培训。

（3）器官功能维护

患者经筛查门诊入院，入住ICU单间床，有条件可入住负压病房，诊治医护人员、辅助检查人员相对固定，所有接触人员需行一级加强防护，其他人员不得随意进入患者病室，拒绝家属探视（可行视频探视），维护期间需请医院新冠肺炎诊疗专家组会诊排除新冠肺炎。

（4）器官获取和器官转运

获取手术涉及人员较多，包括麻醉师、护士、OPO、获取人员、移植科人员、见证人员等，需做好身份标识，明确活动区域。采用一级加强防护，手术间采用负压手术间。器官转运人员不得进入手术间，需将新冠筛查相关资料一并交接。

（5）器官捐献相关工作人员防护培训

由于器官捐献涉及部门和人员较多，需进行针对COVID-19的防护培训，在医院内不同区域时，必须按照医院防护等级采取相应等级的防护措施，防止出现交叉感染。

（6）器官捐献新冠病毒筛查方案（图 4-11）

器官捐献新型冠状病毒感染风险评估表

捐献者姓名：________ 性别：_______ 年龄：______ 身份证号码：__________________
诊断：____
发病时间：______________，气管插管时间：______________，发现科室：___________
直系/陪护亲属姓名：1．__________、电话____________、身份证号码：____________
2．__________、电话____________、身份证号码：____________
3．__________、电话____________、身份证号码：____________

捐献者禁忌		
新型冠状病毒感染确诊的患者	□是	□否
疑似患者未能排除新型冠状病毒感染	□是	□否
捐献者发病前 14 天内有明确的新型冠状病毒感染流行病学史	□是	□否
捐献者发病前 14 天内有与有新型冠状病毒感染流行病学史者接触	□是	□否
不明原因的发热患者	□是	□否
满足上述任何一条即为捐献禁忌证。		

感染风险筛查					
发病前 14 天内有无武汉地区或其他有本地病例持续传播地区的旅行史或居住史					
□捐献者直系/陪护家属	□协调员	□维护医护人员	□脑判人员	□获取人员	□器官转运人员
发病前 14 天内是否曾接触过来自武汉市或其他有本地病例持续传播地区的发热或有呼吸道症状的患者					
□捐献者直系/陪护家属	□协调员	□维护医护人员	□脑判人员	□获取人员	□器官转运人员
是否有聚集性发病或与新型冠状病毒感染者有流行病学关联					
□捐献者直系/陪护家属	□协调员	□维护医护人员	□脑判人员	□获取人员	□器官转运人员
既往是否曾经出现过发热、进行性呼吸困难、干咳、腹泻等相关症状					
□捐献者直系/陪护家属	□协调员	□维护医护人员	□脑判人员	□获取人员	□器官转运人员
捐献者外周血 WBC 总数正常或减低，淋巴细胞计数减少，CRP 和血沉升高，降钙素原正常。	□是	□否			
捐献者新型冠状病毒核糖核酸检测、甲流核糖核酸检测阳性。	□是	□否			
捐献者 CT 特征：多发小斑片影及间质改变，以肺外带明显，双肺多发磨玻璃影、浸润影。	□是	□否			
捐献者捐献者维护过程中是否为单间医疗单元。	□是	□否			
捐献者捐献者维护过程中周围是否有新型冠状病毒感染确诊和疑似患者。	□是	□否			
进入捐献医院不同区域时，是否按照捐献医院防护等级采用同等级的防护措施。	□是	□否			
参与捐献人员是否进入过新型冠状病毒感染隔离留观病区、隔离病区、隔离重症监护区。	□是	□否			
参与捐献人员在器官捐献流程各环节中是否充分做好个人防护。	□是	□否			

确认签字：捐献者直系/陪护家属：1．___________、2．__________、3．___________
器官捐献协调员：___________、___________、___________
维护医护人员：____
器官获取人员：____
脑死亡判定人员：_____________________；器官转运人员：_____________
填表人员：______________________　　日期：________年_____月_____日

图 4-11　潜在捐献者新冠肺炎感染评估表

从潜在捐献者发现环节、器官功能维护环节、器官捐献伦理委员会审批环节三个环节进行新冠肺炎的筛查，如不能明确排除质疑，则捐献终止。

5. 专家点评

首都医科大学附属北京佑安医院作为器官捐献与移植定点医疗机构，器官捐献与移植工作始终走在北京市的前列。尤其在 COVID-19 疫情期间，每一例捐献都是极宝贵的医疗资源，都将是生命的延续。做到器官捐献工作的安全与流程通畅，不仅是医疗服务质量的提升，也是对生命的敬畏与尊重。在此案例的工作举措中从发现潜在捐献案例，到器官获取每个环节，针对各类人员、各项操作都有明确而详实的要求，并配有流程图，标明相应的防护级别，可落地可实施，具有借鉴与推广的价值和意义。建议在器官捐献相关工作人员防护培训中强调协调员的各级各类培训，以避免疏漏。另外，建议图 4-11 潜在捐献者新冠肺炎感染评估表中，“感染风险筛查”将人员类别与选择是否项分列，更易理解与标识。

三、空间管理领域

（一）综合医院病区调整响应指南案例

1. 案例来源

首都医科大学附属北京朝阳医院。

2. 参考指南

综合医院病区调整响应指南。

3. 案例背景

2020 年 2 月至 2021 年 10 月，医院为完善 COVID-19 疫情防控应急管理制度体系，保障应急管理工作的有序有据开展，在空间管理领域建立了有效管理的响应行动清单。目的是为综合医院在“战时”集中处置，以及在进入常态化应对兼顾复工复产时，保证不同危险分层的来院人员分开就诊，避免交叉感染，为建立完善的空间管理策略提供可操作性的指导，以帮助综合医院提升管理效能。

4. 工作举措

严把门诊、急诊、发热门诊及入院四个关口，严格把控发热门诊新冠肺炎筛查不放松；严格执行三级预检分诊不放松；坚持首诊负责不放松；坚持入院筛查不放松。对所有进出医院人员进行体温检测、健康码及行程码（我院已完成两码合一）查验及流行病学调查登记工作，坚决守好医院疫情防控第一道屏障。

4.1　建立院内单向流动线

4.1.1　医院出入口管理

（1）关闭部分医院出入口（关闭门诊楼 A 楼、D 楼、E 楼、F 楼部分入口），只保留 A 楼东入口、A 楼南入口；关闭部分病房通道（关闭门诊四层与住院 B 楼通道），住院病区只保留一个入口；避免交叉穿行。

（2）出口、入口通道分开，单独设立患者通道（A 楼东入口、A 楼南入口及 A 楼患者出口）和员工通道（只保留 A 楼东北员工入口），明确标识。

（3）门诊、急诊、发热门诊及住院入口处配专门导医、保安等人员查验健康码、行程码及检测体温。

（4）预检分诊检出的高危患者（来自中高风险地区、14 天内来自有本土确诊病例的地级市患者及有发热、咳嗽等 11 项症状的患者）由专人带领前往发热门诊筛查。

（5）医务人员和第三方服务人员应凭工作证，扫健康码，从工作人员专用通道（A 楼东北员工入口、行政楼北门员工入口）通行。

（6）门急诊严格执行一医一患防控措施，并在普通诊区内设置隔离诊室，满足单间隔离要求，发现可疑病例后，立即启用应急处置流程，按照要求进行诊断处置。

（7）分类救治急危重症患者，急诊设置多重缓冲区域，强化预检分诊，制定疫情防控期间急性心梗、急性脑卒中、突发多发伤、孕产妇等急危重症患者救治流程，畅通胸痛、卒中、多发伤、危重孕产妇、核酸检测绿色通道，保障危急重症患者得到及时、高效、安全救治。

4.1.2　住院病房管理

（1）住院部出入口封闭管理，B 楼住院楼入口 24 小时人员值守，入院患者持有住院单、健康码及行程码绿色、体温正常方可进入。

（2）病区 24 小时封闭管理，非必要不陪护、不探视，鼓励视频等方式沟通。

（3）特殊情况确需陪护、探视的，由科室防控小组审查、填表并提交医务处审核、筛查排除新冠后方可进入病房。

（4）患者、陪住人员进入病房后不得随意进出病区。

（5）一切与职责无关人员均不得进入病区，所有非本科室的进入病区人员（医护、患者、陪护、第三方人员及物资配送人员等）均需登记身份、体温、有无 COVID-19 相关症状及进入事由。

（6）在住院部物理隔离外设置医务人员与患者家属沟通病情或知情同意签字区域。

（7）避免住院患者与门诊患者检查交叉。

住院患者尽量采取床旁检查。

规定住院患者进入门诊区路线，开通A、B楼四层通道为住院患者前往门诊检查专用通道。空间分开，设立门诊、病房独立的检查室。时间分开，若空间分开有困难则按照时间上分开检查，对门诊、住院患者分时段进行检查，两类人员替换中间进行消毒。

4.2 病区动态调整

4.2.1 按照响应级别，设置病区功能

Ⅰ级响应，启动感染隔离病区（三个亚区域均启动）、院级缓冲病区、科室缓冲病房，即三个绝对独立于住院楼主楼的区域：感染科新楼、原感染科病房为院内感染隔离病区；高压氧科病房（1层7间，2层11间，3层7间）为院级缓冲病区；一个相对独立的住院楼区域F楼设为科室缓冲病房（含介入科、甲颈外科、内分泌科、肿瘤科、风湿免疫科、中医科病房）及急诊第二监护室（6张床）。以上所有床位共计142张。

降为Ⅱ级响应，减少感染隔离病区的亚区域数，将院感染隔离病区的某个亚区域消毒后转变为院级缓冲病区，将F楼院级缓冲病区消毒后转变为带有科室缓冲病房的普通病房，其他普通病房继续保留科室缓冲病房。

降为Ⅲ级响应，只保留感染隔离病区的一个亚区域，其余病区均变为带科室缓冲病房的普通病房。

以上情况根据国内疫情变化情况随时动态调整。

4.2.2 院级隔离病区、院级缓冲病区设置

（1）病区设在与病房主楼相对独立的建筑区域，隔离病区设置标准需符合传染病房设置标准。

（2）设置普通病区和重症监护室。

急诊第二监护室设为院级缓冲病区重症监护室。

（3）医务处统一协调病区转换患者安置。

转为院级缓冲病房的科室,原有患者按照就近原则,将患者转移安置。患者主管医师仍为原科室医师，负责患者治疗，书写病历。医务处通知信息中心开放医师病区系统操作权限。

（4）院级缓冲病区组建病区临时医护团队。

人事处、医务处、护理部、运营部共同完成医师、护士、第三方护理人员调配。指定病区负责人。

（5）科室缓冲病房设置。

病区内单间或相对独立的房间。每个病区设立 1 ～ 2 间缓冲病房。

“战时”作为缓冲病房，完善入院核酸检测、完成体温检测后，患者情况稳定转入普通病房。COVID-19 疫情稳定时，完成消毒后，作为普通病房收治患者。

5. 专家点评

本案例对朝阳医院在 COVID-19 疫情防控期间的应急空间调整情况进行介绍，对关键措施进行梳理和分析。

有别于部分医院在应对疫情中，采用选定收治病区、制定合理动线、病区中设置缓冲病房的措施。此案例中提出院内空间调整的三个院级措施，即在动线调整方面提出“院内单向流动线”原则，在病区调整方面提出“按照响应级别，设置病区功能”理念及设置“院级隔离病区、院级缓冲病区”的措施，体现了医院在空间布局中全院一盘棋的理念。其中缓冲病区分为院、科级缓冲病区两个级别，并能根据疫情程度和响应级别进行调整。三个院级措施为应对更大规模的疫情留出了“储备量”，做到了“下先手棋”。

该案例对医院平战转换的应急体系建设提供了启示，能够为医院加强应急救治体系建设提供参考。

（二）应急状况下院区腾空预案

1. 案例来源

首都医科大学附属北京佑安医院。

2. 参考指南

传染病医院建筑布局准备指南。

3. 案例背景

为了保证在应急状态下对突发传染病等患者的快速收容与救治，当C楼8层病房单元收治满负荷后，在应急状态下将启动新的病房单元。为了快速启动应急病房单元，及时、安全、有效地分流原病房住院患者，合理利用医院的医疗资源，经我院应急指挥领导小组研究决定，制订应急状态下启动新的病房单元应急预案。

4. 工作措施

4.1 病房腾空原则

第一步：C楼依楼层自上而下逐层依次腾空；第二步：B楼依楼层自上而下逐层依次腾空；腾空科室的医务人员根据医院的统一安排进入应急病房或其他科室。

4.2 启动时机

1）C楼8层作为收治首批患者的应急病房，应随时做好突发疫情患者的收容工作。当C楼8层普通收治床位剩余2张时，由C楼8层病房主任通知医务部和护理部启动开放新的病房单元应急预案（夜间及节假日通知总值班）。医务部和护理部（夜间及节假日为总值班）接到病房紧急通知后，立即上报应急领导小组组长和副组长，请示启动开放新的病房单元。

2）当C楼8层ICU病床剩余1张时，由C楼8层病房主任通知医务部和护理部启动开放新的病房单元应急预案（夜间及节假日通知总值班）。医务部和护理部（夜间及节假日为总值班）接到病房紧急通知后，立即上报应急领导小组组长和副组长，请示启动开放C楼3层外科ICU病房。

4.3 启动流程

1）医务部和护理部（夜间及节假日为总值班）接到应急领导小组组长和副组长通知启动C楼7层病房单元和/或C楼3层ICU病房收治患者的指令后，立即通知C楼7层和/或C楼3层ICU病房单元科主任和护士长，由其通知科室全体医护人员到位，安排科室原住院患者的分流转移工作。并同时通知B楼对应接收的科室主任和护士长做好床位准备接收患者及通知科室全体人员待命。

2）C楼7层原病房单元启动及五官科住院患者的分流转移

（1）妇科关区，妇科手术停做。科室主任和护士长动员患者出院，对病情较重，不符合出院标准的患者并入产科。

（2）五官科主任和护士长负责向科室住院患者耐心细致地做好解释及安抚工作，并根据住院患者实际病情进行安排，对于病情较轻可以出院的患者，动员其立即出院，出院手续可以后期办理；对于病情较重不符合出院标准的患者，向B楼三层妇科病房进行分流转移。

（3）C楼7层收治的患者由感染三科医务人员进行诊疗管理，人员根据需要随时由全院其他科室进行补充。

3）C楼3层外科ICU病床启动及原患者分流对应安排

（1）当启动外科ICU病床时，B楼10层重症肝病科关区，原病区医务人员进入C楼3层ICU病房，支持C楼3层及C楼8层ICU甲型

H1N1 流感危重患者的救治工作。

（2）重症肝病科住院患者，科室主任和护士长动员患者出院，对于病情较重不符合出院标准的患者，院内分流（至 B 楼 6 层肝病免疫科和中毒性肝病科），必要时根据情况报请卫生局进行分流转院。

（3）原外科 ICU 住院患者转入 B 楼 10 层继续进行救治，外科 ICU 人员继续对原患者开展诊疗工作。

（4）外科手术地点改在 B 楼手术室进行。

4）当启动 C 楼 6 层病房单元（泌尿中心）时

（1）泌尿中心关区，原病区医务人员原地待命。

（2）泌尿中心住院患者，科室主任和护士长动员患者出院，对于病情较重不符合出院标准的患者，院内分流（至 B 楼 4 层介入中心病房），必要时根据情况报请卫生局进行分流转院。

5）当启动 C 楼 5 层病房单元（外 2 科、肿瘤生物科）时

（1）肿瘤生物科关区，原病区医务人员原地待命。

（2）肿瘤生物科住院患者，科室主任和护士长动员患者出院，对于病情较重不符合出院标准的患者，院内分流（至 B 楼 5 层消化中心病房），必要时根据情况报请卫生局进行分流转院。

（3）外 2 科住院患者：科室主任和护士长动员患者出院，对于病情较重不符合出院标准的患者，转入 B 楼 10 层病房单元，外 2 科医务人员继续对原患者进行诊疗工作。

6）当启动 C 楼 4 层病房单元（外 1 科）时

（1）B 楼 8 层肝病内分泌科关区，原病区医务人员进入 C 楼 4 层进行救治工作。

（2）肝病内分泌科住院患者，科室主任和护士长动员患者出院，对

于病情较重不符合出院标准的患者，院内分流（至B楼7层人工肝病房和中西医科），必要时根据情况报请卫生局进行分流转院。

（3）外1科住院患者：科室主任和护士长动员患者出院，对于病情较重不符合出院标准的患者，转入B楼8层病房单元，外1科人员继续对原患者进行诊疗工作。

5. 专家点评

北京佑安医院应急状况下院区腾空预案的案例，体现了传染病专科医院在应对突发传染病时对患者的快速收容与救治能力，医院在应急指挥领导小组统一调配下，迅速反应，安全有效启动应急工作，此经验和措施值得各医院借鉴。案例突出特点表现在：一、明确腾空原则、启动时机（具体到剩余床位数量）、启动流程，即便是在夜间及节假日，总值班人员也容易参照执行；二、启动病区全面，包括普通病房及重症监护室；三、明确每一层病区腾空时患者分流去向及医师安排。案例的工作举措中首先明确了病房腾空原则，建议增加医务人员调配原则，便于整体掌控。

四、人员装备管理领域

（一）医务人员内部调配准备指南案例

1. 案例来源

首都医科大学附属北京朝阳医院。

2. 参考指南

医务人员内部调配准备指南。

3. 案例背景

2020 年 2 月至 2021 年 10 月，医院为完善 COVID-19 疫情防控应急人员装备管理，建立了院内应对 COVID-19 疫情防控的人员内部调配机制，为医院迅速采取有效措施，组织人力提供了重要保障。

4. 工作举措

为保障院内应对 COVID-19 疫情防控的需要，能迅速采取有效措施调动人力，建立了人员调配机制。

4.1 建立 COVID-19 疫情常态化防控应急人员内部调配工作小组

（1）组长：人事处处长

（2）组员：医务部主任、医务处处长、护理部主任、运行部主任

（3）工作专员：医务处、护理部

4.2 医务人员储备名单及人员调配启动流程

（1）发热门诊 / 缓冲病房启动流程。感染科二线根据临床需求将支援医师人数及相关专科要求上报内部人员调配工作小组，医务处及护理部从医护人员储备名单库中遴选相应人员进行支援。

人员按照轮转周期调整。医务处负责人员轮替通知，并通知科室替换轮岗人员休息时间。

（2）危急重症支援医护人员由急诊科及重症监护室遴选

（3）医务人员库。各临床科室上报医务处、护理部。

4.3 院级缓冲病区人员调配

（1）医务处及护理部按照缓冲病区开放床位数，配置相应医师、护士人数，从医护人员储备名单库中遴选相应人员。分别指定病区负责人。

（2）运行部门负责后勤、护理员人员调配。

（3）医务处、护理部、院感办对上岗人员进行培训。包括动员、心

理指导及专业培训。

（4）人事处完成人员岗位、考勤调整上报绩效办，落实绩效。

（5）党办负责在新组建病区建立临时党支部，稳定人员思想。

（6）工会对支援发热门诊及院级缓冲的职工进行慰问。

5. 专家点评

卫生人力资源调配是在应急情况下做好医疗服务工作的重要基础，其合理性直接影响到应急工作的质量和效率。北京朝阳医院提供的院内应对 COVID-19 疫情防控的人员内部调配案例较完整，概括了抽调方法、抽调启动流程和各管理部门工作职责的确认。此案例中各部门职责清晰，提高了医务工作的安全性、患者对医务工作的满意度，对于医院抗击疫情具有重要意义。

案例中没有涵盖人员配置结构的合理性、人员绩效待遇和人才 / 骨干评估机制，在这些方面可以进一步探讨。

（二）防护和医疗物资保障应急预案

1. 案例来源

首都医科大学附属北京佑安医院。

2. 参考指南

医疗物资内部临时调配管理指南。

3. 案例背景

2020 年 12 月至 2022 年 3 月，医院为保障 COVID-19 疫情期间防护及医疗物资及时到位，制定本预案。

4. 工作措施

4.1 医用耗材物资保障

（1）物资储备

按照北京市医院管理中心要求，储备满足高峰期医院满负荷运转 30 天防护物资使用量（表 4-4）。

表 4-4 防护物资储备计划表

序号	物品名称	单位	储备 30 天需求总量
1	外科口罩	个	105000
2	防护口罩（N95）	个	9960
3	防护面罩	个	9960
4	防护服	套	6660
5	橡胶检查手套	副	29880
6	医用帽	个	9960
7	一次性防护镜	个	9960
8	手术衣（隔离衣）	套	6660
9	靴套	副	19920

动态监测管理防护物资储备情况，随时按照院感部门最新防护物资使用指导原则调整防护物资储备量，并根据每天防护物资的发放量提前 7 天做出采购需求提交给采购中心，保证防护物资储备量满足 30 天使用。

（2）物流运输

启动预案后，第三方供货商按照医院防护物资采购需求规定的时间和数量及时配送，并根据医院每天消耗进行日常医用物资的配送。

（3）配送时间

启动预案后，对封闭区域的防护物资及日常医疗耗材的应急需求，原则上 24 小时到位，每天上下午各一次配送，保障防护和医疗物资供应。

4.2 医疗设备保障（图 4-12、表 4-5）

接到封闭区域设备故障报修后，医学工程处工程师立即核实情况，分析判断事件性质，第一时间向副组长、组长上报。根据组长指令，及时启动医疗设备保障应急预案。在领导小组的统一指挥下，根据具体情况组织应对，安排医疗设备准备、调配工作，必要时，现场指挥，提高医疗设备保障效率。

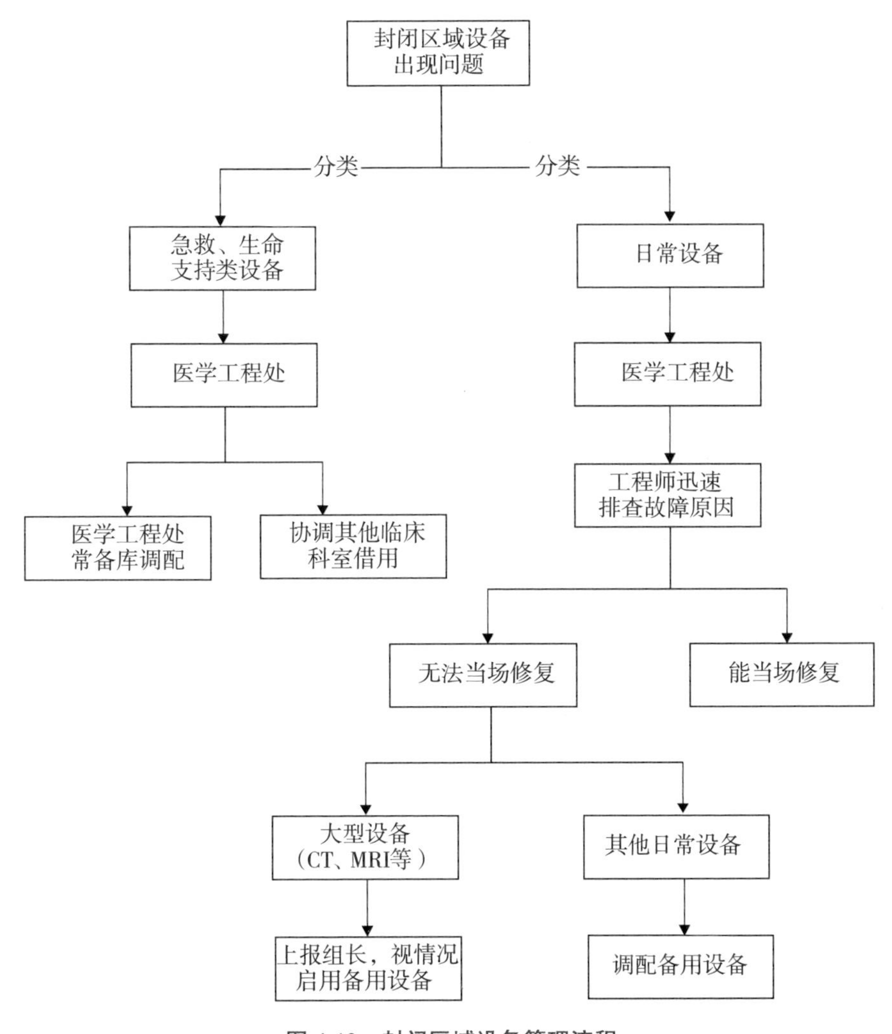

图 4-12 封闭区域设备管理流程

表 4-5　医学工程处负责区域

工程师 1	工程师 2	工程师 3	工程师 4	工程师 4
手术室	肝病综合科	肝病中心二科病房	肝病消化中心病房	血液净化中心
重症医学科	肝病中心四科病房	急诊	肝病消化中心二科病房	
药物临床试验机构	泌尿、五官病房	发热门诊	介入中心一科病房	
普外中心病房	呼吸与感染疾病科	感染与免疫医学科 F1	介入中心二科病房	
移植中心病房	中西医结合中心病房	感染与免疫医学科 F2	妇科病房	
肝病中心一科病房	门诊	感染中心门诊	肿瘤内科病房	
肝病中心三科病房	生物物理治疗门诊		产科病房	
日间手术病房				

4.3　应急采购保障

目前我院临床检验试剂和医用耗材依托于第三方服务平台实现 SPD 精细化管理，医院与第三方服务平台签订了服务合同，平台承诺建立日常应急保障方案，保证在突发情况下，满足医院正常工作的开展。

为应对隔离封闭管理期间医院确定的常用物资采购目录中可能出现的短缺物资或目录外需应急采购的物资及设备，特制定“隔离封闭管理期间医疗救治应急采购流程”（图 4-13）。

5. 专家点评

医疗物资供应稳定充足是感染性疾病大规模流行下医院一手抓疫情防控、一手抓常规诊疗双重任务的保障基石，本案例为 COVID-19 疫情期间医疗物资如何储备、调配、检修提供了参考方案。该方案呈现的物资保障有三个特点值得借鉴，第一，物资储备数量在北京市医院管理中心（医院上级主办单位）统一要求的 30 天防护物资储备基础上，进一步加强动态监测，以每 7 天为一统计节点调配各类物资储备数量，更为贴合医院实际，切实保障防护物资储备到位；第二，对医疗设备保障实施网格化管理，确定网格管理专员，保障医疗设备检修及时，护航封控区患者生命安全；第三，对防控物资和医疗物资采购、医疗设备检修建立标准化作业流程，分类明确流程启动程序、执行程序和时间节点，应用信息化手段提供信息支持，对医院医疗物资供应和检修管理提供参考方案。值得注意的是，当大规模传染病疫情爆发时，物资供应商受限于生产地、运输方式，也存在被管控的风险，因此在防护物资、医疗物资供应商如何建立备选机制、采购时限因疫情形式调整在本方案中有待进一步完善。

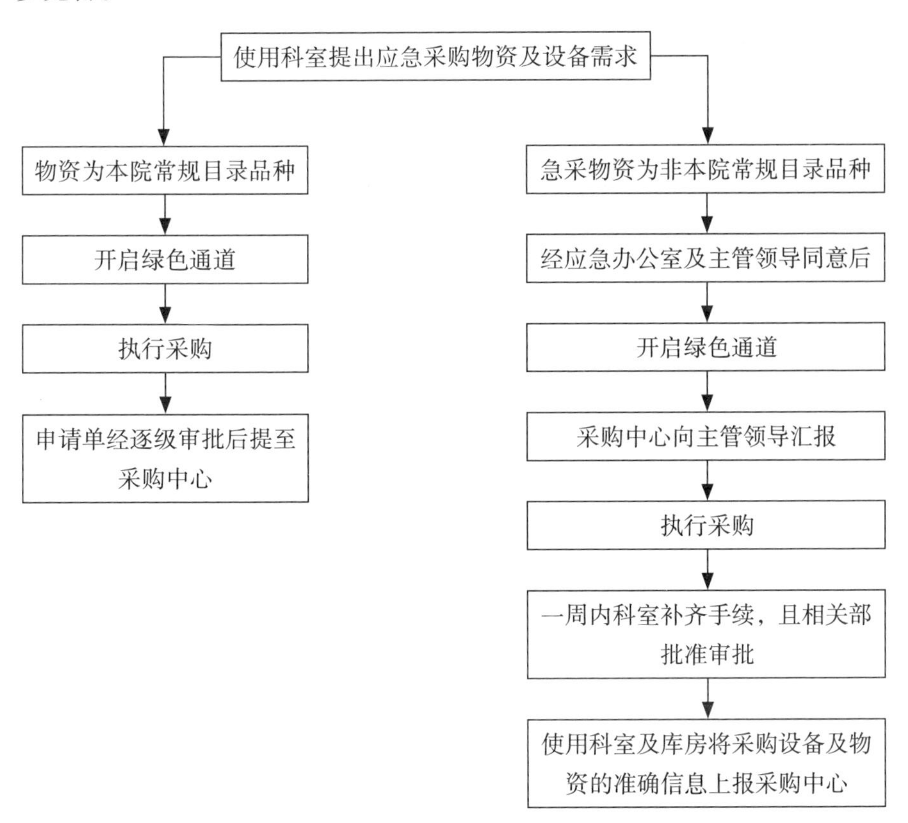

图 4-13 隔离封闭管理期间医疗救治医疗应急采购流程

五、培训演练领域

（一）加强 COVID-19 防治能力培训案例

1. 案例来源

首都医科大学附属北京佑安医院。

2. 参考指南

重大传染病疫情医院应急培训响应指南。

3. 案例背景

2021 年 2 月，按照北京疫情防控领导小组医疗救治和防院感组下发《关于进一步加强新冠肺炎防治能力培训工作的通知》（京防组医发〔2020〕36 号）文件精神，严格落实“外防输入、内防反弹”要求，筑牢“及时发现、快速处置、精准管控、有效救治”的常态化疫情防控机制，针对短板、弱项和漏洞，制订进一步加强新冠肺炎防治能力培训方案。

4. 工作举措

4.1　组建组织督导组

由医务处、教育处、医院感染管理处、护理部、科技处、临检中心负责人组成。

4.2　组建培训师资组

医疗救治由 COVID-19 医疗救治科室、急诊科、门诊部、院感科、检验中心负责人及专家组成。

4.3　设计培训模块

医务处负责制订医院总体培训工作方案，协调提供医疗救治方面培训师资；教育处负责组织全院新冠防控方案、诊疗方案及鼠疫等秋冬季传染病培训；护理部负责新冠核酸采样培训；临检中心负责新冠核酸检测培训；医院感染管理处负责组织全院院感防控专项培训，并协助各部门提供院感防控方面培训师资；科技处负责组织全院生物安全培训。

4.4　遴选培训内容

（1）政策和文件培训

针对 COVID-19 疫情发生以来国家及北京市出台的有关 COVID-19 医疗救治政策和技术性文件进行全院全员培训，重点部门（科室）：党办、院办、筛查门诊、感染中心二科、急诊科、产科、门诊部、医务处、护理部、医院感染管理处、疾控处、信息网络管理中心等。主责部门：教育处；院领导班子的培训由党办、院办负责。

（2）院感防控能力培训

针对 COVID-19 疫情发生以来国家及北京市出台的有关 COVID-19 疫情防控、流调溯源文件进行全员培训，重点部门由医院感染管理处确定。主责部门为医院感染管理处。

（3）核酸检测能力培训

开展 1 ∶ 1、1 ∶ 3、1 ∶ 5 等核酸检测方式的全流程质控技术、实验室生物安全技术、医疗垃圾处理技术及样本保存技术等培训。主责部门：护理部负责采样人员培训；临检中心负责检测人员培训；科技处负责实验室生物安全培训。

4.5　制定培训要求

（1）重点部门、重点岗位 100% 培训并考核合格。

（2）保留培训和考核记录，做到培训留痕。

（3）制作培训计划及时间节点。

4.6　制定考核要求

培训完成后，组织督导组对培训效果进行抽查，对组织工作不力、培训效果不佳的部门负责人和相关责任人进行约谈，必要时全院通报。

5. 专家点评

北京佑安医院制定的强 COVID-19 防治能力培训方案充分体现了对培训工作的重视，此案例体现出：一、培训覆盖全院全员，并突出需强化培训的重点人群；二、分工清晰，对每一类人群培训明确组织部门和培训师资部门，有助于保障培训组织有力、内容准确；三、培训内容分层设计，将政策宣贯和实务操作有机结合，并根据岗位相关性突出各类培训重点强化人群。鉴于新冠病毒仍处在变异期，政策及预防诊疗方案指南的调整变化快的特点，对于 COVID-19 防治能力培训的时间节点有必要做进一步探讨，将以 COVID-19 防治为代表的传染性疾病防治纳入医院常态化培训计划，纳入新入职、入学、相关岗位员工岗前必修课。同时值得注意的是医院后勤社会化的背景下，医院对协议使用的第三方人员亦有管理职责，且第三方人员从事的后勤保洁、标本运送、患者看护恰是传播传染病的关键岗位，此方案对第三方职工的培训缺少设计和督查，易造成防控盲点，有进一步补充的必要。

（二）突发公共卫生事件医院应急处置演练准备指南案例

1. 案例来源

首都医科大学附属北京朝阳医院。

2. 参考指南

突发公共卫生事件医院应急处置演练准备指南。

3. 案例背景

2021年1月至12月，医院在COVID-19疫情防控期间为保障应急管理制度切实有力落实，提高全院医务人员、职工新冠疫情防控意识，强化疫情常态化防控形势下的应对处置能力，提高各部门间的协调能力，确保医院患者和医务人员健康安全，制订COVID-19疫情防控应急演练方案，完善疫情防控应急管理制度体系，并组织落实，为全院、职能部门、业务部门、个人的疫情精准防控和局部应急处置提供了重要制度保障。

4. 工作举措

4.1 演练目的

（1）检验医院疫情常态化防控处置流程，以便发现不足并及时调整补充，做好应急准备工作。

（2）通过演练提高医务人员对疫情常态化防控的认识，增强其对疫情常态化防控住院患者流程的应急处置能力。

（3）进一步明确相关科室和人员的职责任务，完善应急机制。

4.2 演练内容

（1）病例准备

患者，男性，56岁，主因“××××××（主诉）”收入××科病区××床（单间病房）治疗。入院前查“1+3”结果均为阴性（核酸、新冠病毒核酸和抗体、胸片、血常规），检查时间为入院前4天，今日为入院第3天。

（2）情境

上午接到上级部门通报：某地出现新冠肺炎确诊患者，21天内所有与该小区存在相关流行病学史的人员，其健康码变成黄码。

主动排查追踪该患者流行病学史，患者长期居住于确诊患者同一小区，同时 CDC 根据北京市公安局大数据流调判定该患者为某确诊患者的密接者。患者与家人自驾车来院治疗及住院，目前居住于 ×× 科病区 ×× 床（单间病房）。患者无发热症状，无明显新冠肺炎典型症状。医务人员在所有诊疗过程中均全程佩戴外科口罩。

4.3 演练过程

（1）医院通过官方渠道得知某地区、区域出现新冠肺炎确诊病例。

（2）医院防控办、医务处、院感办、核心专家组进行疫情风险地区研判。

（3）主动筛查

医务处组织各临床科室对住院患者进行相关流调筛查，对该病区住院患者进行流行病学史筛查后发现该患者流行病学史阳性，主动上报医务处、防控办。

（4）接报处置

院感办接到区 CDC 电话，通知我院在院某患者（记录信息具体到姓名、年龄、身份证号）为确诊病例密切接触者，指导科室病区内处理方案。院感办电话通知该科室和防控办、医务处，指导处理。

主管医师上报科主任和护士长，整理病历资料，提交医院新冠肺炎疫情防控会诊专家组讨论患者隔离、诊疗方式。主管医师填报传染病卡。

（5）人员管理

将所有病室的外走廊的门调成手动关闭状态，划定隔离局域。

通知该病区不再允许任何人员进出，正在病区内的所有人员暂时不能离开，所有接触过该患者的已离开医院的医务人员和第三方工作人员居家隔离，待区 CDC 流调处置。联系保卫处派专人在病区出入口值守。

（6）处置情况上报院长和宣传中心，做好舆情管理。

（7）防控办联系上级医政部门，安排转运相关事项。

（8）主管医生与责任护士做好转运前评估与准备工作。

（9）等待转运期间安排专门的医护人员管理患者，采用二级防护。进行高风险操作时需要穿戴防护服及隔离面屏或防护镜，其他医护人员不许进入该患者房间。

（10）协助“120”急救人员经专用通道转运患者。

（11）终末消毒：病区在院感办的指导下进行终末消毒，医疗垃圾按“涉疫垃圾”处理（具体方法见《新冠肺炎疫情消毒技术指南》）。

（12）转运路经的区域由物业公司负责消毒处理。

（13）根据区CDC指导意见、病区现场指导研判后确定：所有正在该病区的人员均做到了有效的防护，正在该病区的人员及已离开医院且接触过该患者的所有人员没有次密接的情况。人事处组织正在该病区的所有人员在本病区内复查核酸，在病区内等待结果回报。已离开医院且接触过该患者的全体医务人员和第三方工作人员居家隔离，由CDC联系当地社区防控组入户查核酸。遵区CDC指导意见进行其他相关处理。

5. 专家点评

北京朝阳医院提供的应急演练案例较完整，涵盖了演练目的、脚本和演练过程三部分内容，设置信息接报、应急响应、现场救援、调派增援、卫生防疫、健康监测等环节，为公共卫生应急演练提供了一个很好的参考。

合理科学的预案是演练成功的前提，平战结合转换是演练的关键，后勤力量是演练的重要保障，物资供应和安全保卫等后勤工作是演练得以顺利实施的重要保障，应加强交流学习不断促进应急队伍建设。完善和明确应急队伍的岗位职能，才能在关键时刻做到临阵不乱、快速救援。

信息化条件下应急救援演练能够更加系统化，通过设计实时考核和评估系统，形成完备的救援知识体系，值得进一步探索和研究。

胡广宇　王　璐　焦震宇　李　昂　刘婉如

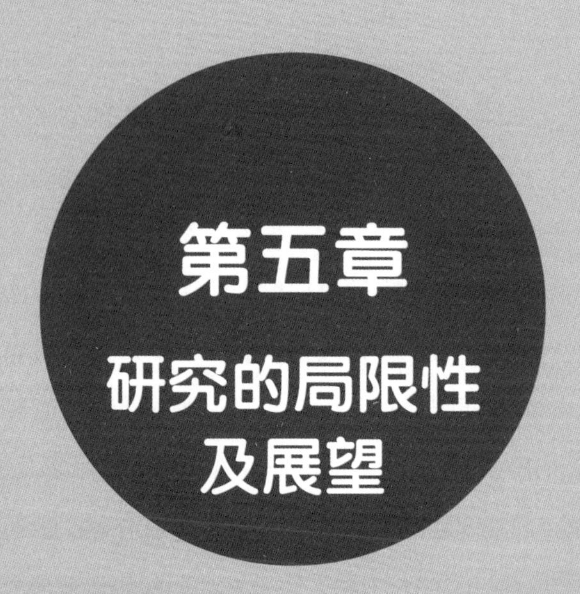

第五章 研究的局限性及展望

一、研究的局限性

《全国医疗卫生服务体系规划纲要（2015—2020年）》（国办发〔2015〕14号）中医疗卫生资源设置要素包括：机构、床位、人员、信息资源、设备和技术。本研究中，感染性疾病诊疗能力评价体系应涵盖上述资源要素的相关指标，但目前医院信息资源、设备和技术的相关数据未能准确归类到各个专科，数据暂无法采集。因此，本研究的感染性疾病诊疗能力评价体系的资源配置指标目前仅涵盖机构、床位、人员和设备（负压病房床位数），暂不涉及信息资源和技术配置相关指标。此外，本课题研究期间，受COVID-19疫情防控限制，部分定性调研和访谈无法开展，因此，诊疗能力和资源配置优化研究主要以定量分析为主。

二、研究展望

感染性疾病包括传染性疾病和非传染性的感染病，其中，传染性疾病又分为急性传染性疾病和慢性传染性疾病，且有季节变动趋势，对资源的调配提出了更高的要求。本课题目前聚焦区域感染性疾病总体资源需求分析，下一步的研究方向可以从以下几个角度深入。

一是将感染性疾病细分为传染病、感染病等多个类别，全面分析和对比北京 16 个辖区感染性疾病疾病谱差异和时间变化趋势后，开展基于各辖区核心感染性疾病资源配置优化的个性化研究。

二是目前感染性疾病医疗资源配置仍以考虑解决成人疾病为主，儿童感染性疾病防治资源仍主要集中在儿童医院，而北京市公立儿童医院仅有两家，因此，可深入分析综合医院儿科感染性疾病诊疗资源配置和优化相关问题。

陈　吟　郭默宁

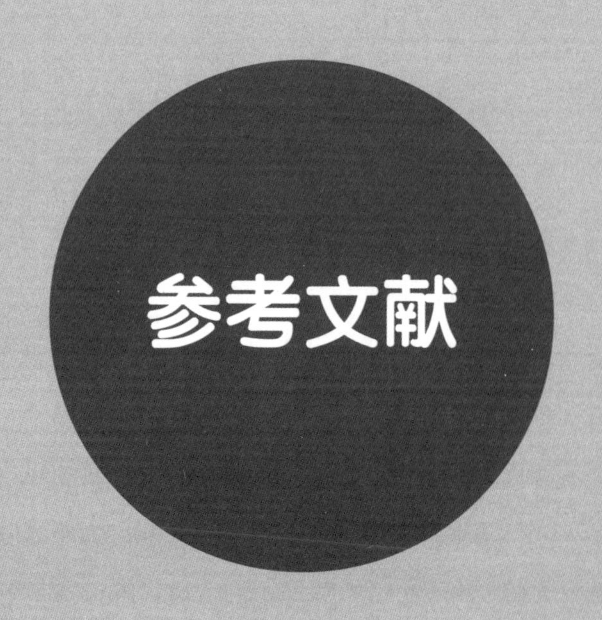

参考文献

［1］陈耀凯，王宇明．从传染病学到感染病学：学科发展的必然 [J]. 西北医学教育，2006, 14(1):1-2+6.

［2］国家卫生健康委员会．2020 中国卫生健康统计年鉴 [M]. 北京：中国协和医科大学出版社，2020:251.

［3］卫生部. 卫生部关于二级以上综合医院感染性疾病科建设的通知（卫医发〔2004〕292 号）[EB/OL].（2004-09-13）[2022-05-02]. http://www.nhc.gov.cn/wjw/gfxwj/201304/9cdfec960daf4d6ba7f8a9b62f5c7dea.shtml.

［4］李素英．感染性疾病科建设和运行中存在的问题及建议 [C]// 第十六届全国医院感染管理学术年会论文集，2009:439-440.

［5］彭亮，谢仕斌，高志良．广东省感染性疾病专科现状调查 [J]. 新医学，2011, 42(1):49-51.

[6] 吕小芳, 王娟, 白浪. 201 所医院感染科运行现状调查分析 [J]. 中华医院感染学杂志, 2017, 27(14):3339-3342.

[7] 王谦. 医疗卫生资源配置的经济学分析 [J]. 经济体制改革, 2006(2):33-38.

[8] 吴国安, 雷海潮, 杨炳生, 等. 卫生资源配置标准研究的方法学评述 [J]. 中国卫生资源, 2001(6):271-274.

[9] Leyland AH, Groenewegen PP. Multilevel modelling and public health policy[J]. Scand J Public Health, 2003,31(4):267-274.

[10] Needham DM, Anderson G, Pink GH, et al. A province-wide study of the association between hospital resource allocation and length of stay[J]. Health Services Management Research, 2003, 16 (3): 155-166.

[11] 凌莉, 方积乾, 柳青, 等. 卫生资源配置标准测算及标准制定方法 [J]. 中国医院统计, 2000(2):79-81.

[12] Stricof RL, Schabses KA, Tserenpuntsag B. Infection control resources in New York State hospitals, 2007[J]. Am J Infect Control, 2008, 36 (10): 702-705.

[13] 曾慧慧, 张雨, 蒋荣猛, 等. 2016—2018 年全国感染性疾病医疗质量分析 [J]. 中国卫生质量管理, 2020, 27(1):14-18.

[14] 蒋萍梅, 盛滋科, 谢青, 等. 上海市综合性医院感染病学科现状调查与分析 [J]. 肝脏, 2019, 24(9):1043-1045.

[15] 曾慧慧, 蒋荣猛, 李兴旺, 等. 北京地区三级综合医院感染科运行现状调查与分析 [J]. 中国卫生质量管理, 2014, 21(6):33-36.

[16] 饶克勤, 陈育德. 关于制订卫生资源配置标准的几点建议 [J]. 中国

卫生经济, 1999(3):37-42.

[17] 龚向光, 胡善联. 各省、市、区卫生资源配置标准的比较研究 [J]. 中国卫生经济, 2005(3):67-69.

[18] 房良, 吴凌放, 薄涛, 等.2016—2020 年青岛市床位资源配置标准与测算方法研究 [J]. 中国卫生经济, 2016, 35(11):49-51.

[19] 方欣叶, 吴凌放, 薄涛, 等. 青岛市卫生人力现状及测算研究 [J]. 中国卫生经济, 2016, 35(11):52-55.

[20] 王书平, 王莹, 李卫平, 等. 医疗资源规划中卫生服务需求法与趋势外推法对比分析研究 [J]. 中国社会医学杂志, 2016, 33(2):185-187.

[21] 王晶晶, 周琼, 孙晖, 等. 新冠肺炎疫情下武汉方舱医院实施协同管理机制实践探索 [J]. 中国医疗管理科学, 2021, 11(2):50-53.

[22] 周茜, 舒迁. 公共卫生应急协同管理：理论、情境及机制分析 [J]. 中国公共卫生, 2020, 36(12):1713-1716.

[23] 姜山, 吴利纳, 马秀华. 基于协同管理机制的防护物资应急储备应对策略 [J]. 中国医学装备, 2021, 18(2):134-137.

[24] 王东博, 李朝军, 李华, 等. 专科医联体分级帮扶模式下基层诊疗能力提升探索 [J]. 现代医院管理, 2021, 19(2):9-12.

[25] 刘竞先. 实现大病不出县 平均将为病人节省 1 万 [EB/OL]. （2017-03-13）[2022-05-01]. http://www.nhc.gov.cn/xcs/2017lhzs/201703/110674bacbdc433f933381ac83ce2719.shtml.

[26] 国家卫计委. 国家卫生计生委办公厅关于提高二级以上综合医院细菌真菌感染诊疗能力的通知 [EB/OL].（2016-12-09）[2022-05-01]. http://www.nhc.gov.cn/yzygj/s7659/201612/d32dbf81d94841d1a988e

f3c59f13975.shtml.

[27] 杨华琴 . 浅析妇产科医生临床思维培养对诊疗能力的影响 [J]. 现代养生 , 2019(4):137-138.

[28] 周英达 , 卓书雄 , 金花 , 等 . 上海市社区全科医生对未分化疾病认知度和诊疗能力的自我评价研究 [J]. 中国全科医学 , 2021, 24(31):3979-3985.

[29] 骆超 , 陈跃华 , 陈峰 , 等 . 影响全科规培医生儿科诊疗能力的因素分析 [J]. 中国全科医学 , 2021, 24(S1):232-233.

[30] 国家医保局 . 国家医疗保障局办公室关于印发医疗保障疾病诊断相关分组（CHS-DRG）细分组方案（1.0 版）的通知 [EB/OL].（2020-06-12）[2022-05-01]. http://www.gov.cn/zhengce/zhengceku/2020-06/19/content_5520572.html.

[31] 张娟 , 刘婉如 , 白玲 , 等 . 二级临床诊疗科目专业内容与 DRGs 范围的实证分析 [J]. 中华医院管理杂志 , 2015, 31(11): 825-828.

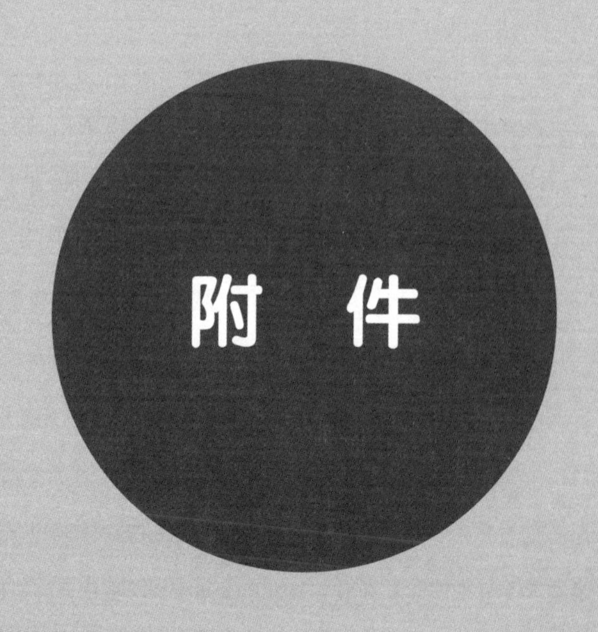

附件一　主要指标解释

1. 执业（助理）医师数：报告期末医疗卫生机构中取得医师执业证书且实际从事医疗、妇幼、疾病防治等工作的执业医师和执业助理医师人数之和。不包括取得执业证书但实际从事管理工作的执业医师和执业助理医师。本研究中该指标的统计口径为统计调查制度中科室分类为传染科和结核病科的数据。

2. 注册护士数：报告期末医疗卫生机构中取得注册护士证书且实际从事护理工作的人员之和，本研究中该指标的统计口径为统计调查制度中科室分类为传染科和结核病科的数据。

3. 实有床位数：指年末医疗卫生机构的实有床位数，包括正规床、简易床、监护床、超过半年加床（病房内）、正在消毒和修理的床位、因扩建或大修而停用的床位。不包括产科新生儿床、接产室待产床、库存床、观察床、临时加床和患者家属陪护床。本研究中该指标的统计口径为统计调查制度中科室分类为传染科和结核病科的数据。

4. 负压病房床位数：负压病房内的病床数量。负压病房是指在特殊的装置下，病房内气压低于病房外气压，这样病房外的新鲜空气可以流进病房，而病房内被患者污染过的空气不会泄露出去，而是通过专门的通道及时排放到固定的地方。本研究中该指标的统计口径为全院数据。

5. 门急诊人次：指报告期内某地区医疗卫生机构门诊和急诊人次数之和。本研究中该指标的统计口径为统计调查制度中科室分类为传染科和结核病科的数据。

6. 公卫医师数：在本研究中指依法取得公共卫生类别执业医师资格，经注册在医疗、预防、保健机构中的人员数。本研究中该指标的统计口径为全院数据。

7. 住院医疗服务综合评价指标：本研究进行住院医疗服务综合评价时参考了北京市卫生健康委员会发布的评价北京地区医疗服务及重点专科时所采用的评价指标，后者以 DRGs 为工具，围绕医疗服务绩效的核心内容，分别从“能力”“效率”和“医疗安全”三个维度对医院的住院服务进行评价①。经过专家讨论，本研究进行住院医疗服务综合评价时纳入以下评价指标表 1，统计口径为正文第二部分第一章界定的病组范围。

① 北京市卫计委 . 以 DRGs 为工具对北京地区医疗服务及重点专科进行评价（2017 年度）[Z]. 2018-02-12. http://wjw.beijing.gov.cn/zwgk_20040/tzgg/201912/t20191216_1239430.html.

表 1 感染性疾病住院医疗服务评价指标

指标	评价内容
DRG 组数	治疗病例所覆盖疾病类型的范围
病例组合指数（case-mix index，CMI）	治疗病例的平均技术难度水平
费用消耗指数	治疗同类疾病所花费的费用
时间消耗指数	治疗同类疾病所花费的时间
低风险组病例死亡率	疾病本身导致死亡概率极低的病例死亡率

王香真

附件二 感染性疾病住院服务量影响因素研究

一、资料和研究方法

（一）资料来源

观察结局指标为 2016 年至 2020 年分月的感染性疾病住院服务量。感染性疾病的范围是本研究确定的 67 个感染性疾病 DRG 组。住院服务量的计算基于 2016 年 1 月 1 日至 2020 年 12 月 31 日的北京市出院患者调查表，利用 CN-DRG 分组方案筛选符合感染性疾病范围的患者个案后汇总计算得到。影响因素的分析以感染性疾病医疗资源投入为切入点，考察的影响因素包括：执业（助理）医师数、注册护士数、实有床位数、公共卫生医师数、负压病房床位数和医院等级（三级医院哑变量标签为 1/ 二级医院哑变量标签为 0）。

（二）建模方法及优势

贝叶斯统计是不同于传统频率学派的另一大统计学流派，二者具有完全不同的理论构架和参数解读。贝叶斯学派认为除了样本随机性之外，参数自身也具有随机性，即参数服从于给定的先验分布，将样本数据构建的抽样分布与先验分布结合并利用后验分布的均值或中位数对待估参数进行估计，贝叶斯模型相比频率学派的模型具有更强的适应性和灵活度。

贝叶斯时空模型（Bayesian Spatio-temporal model）是一种基于贝叶斯统计框架构建的包含有因变量的时间序列特征、空间位点特征并考虑了协变量关系的多因素统计模型，能够对感染性疾病住院服务量的变化特征和影响因素进行全方位、深层次、多角度的刻画。该模型包含了丰富的统计信息，不仅考察了协变量对结局的影响，也将协变量的时间趋势和空间特征进行了刻画：一方面，时间趋势的纳入将一家医院的孤立个体拓展为60个月的纵向数据，73家医院的数据形成了面板结构数据，包含着更充分的统计信息；另一方面，空间信息的纳入考虑了空间位点对感染性疾病住院服务量的影响，为模型赋予了刻画空间相关关系和反映不同空间位点医疗需求差异的能力。综上，贝叶斯时空模型在讨论协变量对目标变量影响的同时，考虑了数据的时间动态特征，并包含了样本观测的空间差异特征，相比传统的线性回归模型具有更强的统计信息分析能力。

（三）模型原理和求解

贝叶斯时空模型刻画的数据结构是观察指标在 n 个空间位点 S_i $(i=1,\cdots,n)$ 上的长时间格（年）$(l=1,\cdots,r)$ 和短时间格（月）$t(t=1,\cdots,T_l)$ 内的时空动态变化，下文分别以 $Z_l(S_i,t)$ 和 $O_l(S_i,t)$ 表示空间位点 S_i 的观察指标在时间 lt 上的观测值和实际值，并记为 $Z_{lt}=\left[Z_l(S_1,t),\cdots,Z_l(S_n,t)\right]^T$，

$O_{lt}=\left[O_l(S_1,t),\cdots,O_l(S_n,t)\right]^T$。可见总的观测值数量$N=n\sum_{l=1}^{r}T_l$。

贝叶斯时空模型中包含两种随机效应，一是个体层面的随机效应，二是时空层面的随机效应。个体随机效应记为$\in_{lt}=\left(\in_l(S_1,t),\cdots,\in_l(S_n,t)\right)^T$，并假定$\in_l(S_i,t)$独立同分布于$N(0,\sigma_\in^2 I_n)$，其中$\sigma_\in^2$为个体效应的方差；时空随机效应记为$\eta_{lt}=\left(\eta_l(S_1,t),\cdots,\eta_l(S_n,t)\right)^T$，并假定$\eta_l(S_i,t)$独立同分布于$N(0,\sum_\eta)$，$\sum_\eta=\sigma_\eta^2 S_\eta$，其中$\sigma_\eta^2$为时空效应的方差，$S_\eta$为依照 Matérn 函数构造的空间相关矩阵，其相关系数形式为：

$$k(s_i,s_j)=\frac{1}{2^{v-1}\Gamma(v)}(2\sqrt{v}\,\|s_i-s_j\|\,\Phi)^v K_v(2\sqrt{v}\,\|s_i-s_j\|\,\Phi),\Phi>0,v>0$$

其中，$\|s_i-s_j\|$为空间位点之间的空间距离，K_v表示v阶二类 Bessel 方程。

将个体效应和时空效应汇总，记$n\times p$维协变量矩阵为X_{lt}，$\beta=(\beta_1,\cdots,\beta_p)$为$p$维回归系数，基于高斯过程的模型表示如下：

抽样模型：$Z_{lt}=X_{lt}\beta+Aw_{lt}+\in_{lt}$

时空效应：$w_{lt}=pw_{lt-1}+\eta_{lt}$，初始值$w_{l0}\sim N(0,\sigma_l^2 S_0)$

先验分布：$\beta\sim(0,10^{10})$，$p\sim(0,10^{10})$，$\sigma_\in^2$、σ_η^2、$\sigma_l^2\sim Gamma^{-1}(2,2)$，w$\varphi\sim Gamma(2,1)$，$v\sim DiscreteU(0,1.5)$，间隔为 0.05。

依照上述模型结构，对所有协变量进行标准化以消除量纲影响，对结局变量感染性疾病住院服务量取对数以降低极端值影响，使用 R 语言（4.1.2 版本）的 sptimer 程序包执行 MCMC 算法进行重复采样，模拟参数后验分布，并利用后验分布的均值完成参数估计，以 95% 置信区间与 0 的位置关系评价因素的统计学意义，以逐步回归法筛选影响因素。

二、主要结果

贝叶斯时空模型对影响因素的筛选和模型拟合结果如下（表 2）。

表 2 贝叶斯时空模型拟合结果

指标	系数	95% 置信区间
截距项	4.1720	（4.1158，0.2277）
医院等级	0.4278	（0.3522，0.5063）
公卫医师数	0.0734	（0.0358，0.1106）
执业（助理）医师数	0.0753	（0.0338，0.1158）
实有床位数	0.0543	（0.0133，0.0957）
负压病房床位数	0.1114	（0.0741，0.1495）

由表 2 可见，除专科护士数之外的协变量均具有显著统计学意义，其 95% 置信区间均在 0 的右侧（等同于在 95% 的置信度下 $P<0.05$），符合实际案例背景。专科护士数统计学意义不显著的原因在于在管理中对医疗机构的医护比有一定的要求，因此在人力配置时往往参考相关要求配备人员。因此专科医师数与专科护士数两个指标之间相关性较强，若同时代入模型进行拟合会造成较严重的多重共线性问题，因此逐步回归的过程未能保留专科护士数这一指标。

三、讨论

（一）医院级别对感染性疾病服务量的影响

医院级别指标的模型拟合系数为 0.4278，说明三级医院比二级医院拥有更强的感染性疾病收治能力，就 73 家医院的平均水平而言，三级医院每个月比二级医院多收治 $e^{0.43} \approx 1.54$ 人次。显然，医院级别越高，感染性疾病住院服务量越大，客观反映了从全局水平上看三级医院具备更强的感染性疾病诊疗能力。

（二）资源投入对感染性疾病服务量的影响

公卫医师数指标与专科医师数指标的模型拟合系数均在 0.07 左右，专科床位数指标的模型拟合系数为 0.0543，负压病房床位数指标的模型拟合系数为 0.1114。指标进行了标准化，消除了量纲影响，系数更大的指标对于感染性疾病住院服务量的影响相对更大，结合指标的实际含义对比上述拟合系数，可得到如下结论：

（1）负压病房床位数指标的拟合系数是所有指标中最大的，这一指标最能反应医疗机构收治急症重症患者的能力，因此负压病房床位数指标对于感染性疾病住院服务量的影响最大。

（2）专科医生和公卫医生数量这两个人力资源投入指标反映了医疗机构在感染科专科建设方面以及院感管理方面的投入，其模型拟合系数非常接近，说明无论是感染科临床医生还是从事管理工作的公卫医生，感染科相关专业的人才资源对感染性疾病住院服务量的影响程度非常接近。

（3）专科床位数指标的模型拟合系数略低于人力投入指标，且大幅低于负压病房床位数的模型拟合系数，提示专科床位的硬件投入对感染性疾病住院服务量影响比其他资源投入指标小。但是由于专科床位的硬件投入是开展感染性疾病住院诊疗的基础保障，有了专科床位投入提供的患者收治条件，专科人才队伍的建设和负压病房床位的建设才能进一步开展。

郝一炜　刘晓宇

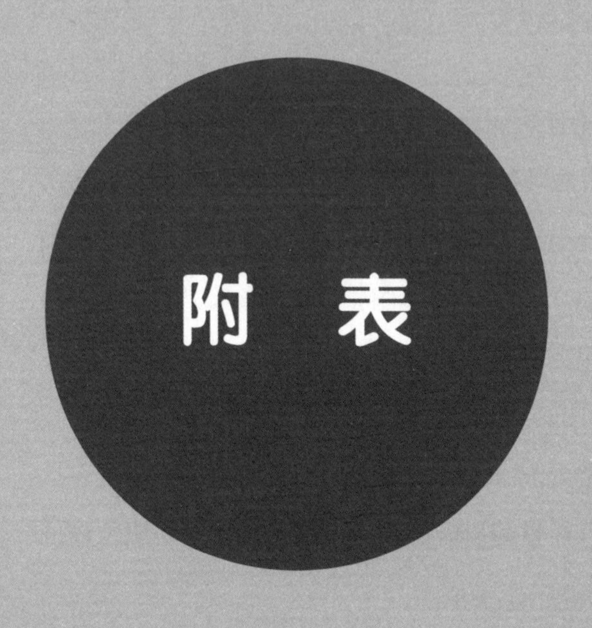

附表1　指标库

一级指标	序号	二级指标	指标来源
资源配置	1	感染性疾病科实有床位数（张）	北京市医疗卫生服务体系规划（2016—2020年）
	2	感染性疾病科开放床位数占医院开放床位数的比例	三级医院评审标准（2020年版）
	3	可转换感染性疾病床位数占医院开放床位数的比例（%）	三级医院评审标准（2020年版）
	4	每千常住人口医疗卫生机构床位数（张）	全国医疗卫生服务体系规划纲要（2015—2020年）
	5	每千常住人口医疗卫生机构床位数（家）	健康中国行动监测评估指标体系（试行）
	6	执业（助理）医师数（人）	三级医院评审标准（2020年版）
	7	医生数/万人口（人）	WHO
	8	每千常住人口执业（助理）医师数（人）	健康中国行动监测评估指标体系（试行）

续表

一级指标	序号	二级指标	指标来源
	9	每千人口注册护士数（人）	健康中国行动监测评估指标体系（试行）
	10	每千常住人口医疗卫生机构床位数（张）	健康中国行动监测评估指标体系（试行）
	11	注册护士数（人）	三级医院评审标准（2020 年版）
	12	公卫医师数（人）	中华人民共和国医师法
	13	院感管理人员与传染病床位比（%）	国家传染病区域医疗中心设置标准
	14	每千常住人口公共卫生人员数（人）	全国医疗卫生服务体系规划纲要（2015—2020 年）
	15	每万常住人口疾控力量配比	北京建设健康城市统计监测
	16	医疗设备（MRI 或 CT）/ 百万人口（台）	WHO
	17	实验室临床检验专业技术人员	国家传染病区域医疗中心设置标准
	18	实验室检验能力	国家传染病区域医疗中心设置标准
	19	护士床位比	国家传染病区域医疗中心设置标准
	20	医护比	医疗机构设置规划指导原则（2016—2020 年）
	21	重症监护床位数占传染病床位数比例（%）	国家传染病区域医疗中心设置标准
	22	负压救护车数（辆）	“十四五”时期健康北京建设规划
	23	负压病房床位数（张）	“十四五”时期健康北京建设规划
	24	发热门诊感染性疾病科专业医师（人）	关于完善发热门诊和医疗机构感染防控工作的通知
	25	发热门诊固定护士数（人）	关于完善发热门诊和医疗机构感染防控工作的通知
	26	人员支出占业务支出的比重（%）	三级医院评审标准（2020 年版）
服务利用	1	平均住院日（天）	
	2	病床使用率（%）	公立医疗机构绩效评价指导意见
	3	病床周转次数（次）	
	4	费用消耗指数	住院医疗服务绩效评价

续表

一级指标	序号	二级指标	指标来源
	5	时间消耗指数	住院医疗服务绩效评价
	6	医师日均担负门诊人次数（人次）	公立医疗机构绩效评价指导意见
	7	医师日均担负住院床日数（日）	公立医疗机构绩效评价指导意见
	8	出院人次数（人次）	
	9	发热门诊人次数（人次）	
	10	肠道门诊年门诊人次数（人次）	
	11	DRG 组数（组）	住院医疗服务绩效评价
	12	总权重	住院医疗服务绩效评价
	13	病例组合指数	住院医疗服务绩效评价
	14	高风险组死亡率（%）	住院医疗服务绩效评价
	15	中低风险组死亡率（%）	住院医疗服务绩效评价
	16	按病种的次均门诊费用（元）	公立医疗机构绩效评价指导意见
	17	按病种的次均住院费用（元）	公立医疗机构绩效评价指导意见
	18	甲、乙类传染病报告发病率（1/10万）	健康中国行动监测评估指标体系（试行）
	19	法定传染病报告率（%）	国家“十二五”规划
	20	肺结核发病率（1/10万）	河北、山东、辽宁“十三五”规划
	21	乙肝、结核、艾滋病报告发病率（1/10万）	北京“十三五”规划
	22	传染病报告及时完整率（%）	公立医疗机构绩效评价指导意见
	23	病毒性肝炎报告死亡率（%）	湖南省卫生事业发展水平综合评价指标
	24	肺结核报告发病率（%）	湖南省卫生事业发展水平综合评价指标
	25	抗生素处方所占比重（%）	PATH 指标体系
	26	医院感染发病率（%）	妇幼绩效考核
	27	医院获得性感染发生率（%）	WHO

附表 2　2016—2020 年 3 家专科医院感染性疾病床位配置情况（张）

专科医院	实有床位数					负压病房床位数				
	2016 年	2017 年	2018 年	2019 年	2020 年	2016 年	2017 年	2018 年	2019 年	2020 年
首都医科大学附属北京地坛医院	686	846	876	876	969	8	8	8	8	31
首都医科大学附属北京佑安医院	710	666	710	710	800	6	6	6	0	15
首都医科大学附属北京胸科医院	533	612	638	638	638	0	0	0	0	
合计	1929	2124	2224	2224	2407	14	14	14	8	46

附表 3　2016—2020 年 3 家专科医院感染性疾病卫生技术人员配置情况（人）

专科医院	执业（助理）医师数					注册护士数					公共卫生医师数				
	2016 年	2017 年	2018 年	2019 年	2020 年	2016 年	2017 年	2018 年	2019 年	2020 年	2016 年	2017 年	2018 年	2019 年	2020 年
首都医科大学附属北京地坛医院	394	425	431	458	468	629	627	660	670	706	7	6	0	0	6
首都医科大学附属北京佑安医院	428	427	428	425	416	672	665	624	608	600	6	6	8	6	5
首都医科大学附属北京胸科医院	167	180	183	188	215	380	396	400	404	427	0	1	1	2	4
合计	989	1032	1042	1071	1099	1681	1688	1684	1682	1733	13	13	9	8	15

附表 4　2016—2020 年 3 家专科医院感染性疾病医疗服务利用情况（人次）

专科医院	门急诊人次数					出院人次数				
	2016 年	2017 年	2018 年	2019 年	2020 年	2016 年	2017 年	2018 年	2019 年	2020 年
首都医科大学附属北京地坛医院	738702	738751	799317	868227	499039	28686	29255	29647	30933	15959
首都医科大学附属北京佑安医院	649453	614688	608868	652668	523492	21752	21312	21198	23386	14723
首都医科大学附属北京胸科医院	279463	259388	265074	281107	189657	11572	13113	14672	16975	11208
合计	1667618	1612827	1673259	1802002	1212188	62010	63680	65517	71294	41890

附表 5　2016—2020 年全市及分区感染性疾病卫生技术人员配置情况（人）

地区	执业（助理）医师数					注册护士数					公共卫生医师数				
	2016年	2017年	2018年	2019年	2020年	2016年	2017年	2018年	2019年	2020年	2016年	2017年	2018年	2019年	2020年
全市	**277**	**280**	**281**	**280**	**330**	**411**	**412**	**404**	**412**	**478**	**159**	**137**	**119**	**126**	**144**
城六区	**219**	**218**	**217**	**212**	**253**	**270**	**274**	**266**	**273**	**329**	**128**	**96**	**91**	**102**	**120**
东城区	18	18	17	18	19	20	18	18	19	19	5	8	5	5	11
西城区	56	57	59	56	72	68	73	72	74	95	34	18	14	19	21
朝阳区	48	49	48	53	73	45	44	45	70	96	10	15	12	15	18
丰台区	37	33	33	31	33	51	53	52	48	51	17	16	14	14	22
石景山区	15	13	12	13	15	16	16	12	11	19	8	8	8	10	9
海淀区	45	48	48	41	41	70	70	67	51	49	54	31	38	39	39
远郊十区	**58**	**62**	**64**	**68**	**77**	**141**	**138**	**138**	**139**	**149**	**31**	**41**	**28**	**24**	**24**
门头沟区	18	15	15	14	12	45	45	46	45	41	0	0	0	2	0
房山区	6	10	9	10	8	13	14	14	13	22	2	3	4	3	3
通州区	8	8	8	8	17	25	24	23	25	29	8	8	5	0	0
顺义区	0	0	0	0	2	4	4	4	4	4	14	23	10	12	12
昌平区	3	6	6	8	8	10	9	9	8	9	3	4	5	4	5
大兴区	7	7	7	9	9	6	5	5	7	7	0	0	0	0	0
怀柔区	0	0	0	0	0	4	4	4	4	4	1	1	1	0	1
平谷区	6	6	7	7	7	16	15	15	14	13	2	0	0	0	0
密云区	6	6	7	7	7	12	12	12	13	13	0	0	0	0	0
延庆区	4	4	5	5	7	6	6	6	6	7	1	2	3	3	3

附表 6　2016—2020 年全市及分区感染性疾病医疗服务利用情况（人次）

地区	门急诊人次数					出院人次数				
	2016 年	2017 年	2018 年	2019 年	2020 年	2016 年	2017 年	2018 年	2019 年	2020 年
全市	**933395**	**906150**	**953250**	**1182556**	**891389**	**120274**	**123881**	**132010**	**139454**	**71725**
城六区	**610625**	**589795**	**635068**	**811081**	**548730**	**73245**	**75619**	**82204**	**85190**	**42672**
东城区	33069	32221	28997	78257	47546	7956	7677	6828	6435	3122
西城区	104076	145771	169082	211207	144456	16150	16465	16758	16247	6511
朝阳区	229816	184477	199406	230926	152629	17944	18395	20333	20253	9571
丰台区	67164	61139	68458	87575	78380	9286	9612	11458	11802	6807
石景山区	11208	12904	15188	24022	17353.5	4594	5070	5651	5854	3019
海淀区	165292	153283	153937	179094	108365	17315	18400	21176	24599	13642
远郊十区	**322770**	**316355**	**318182**	**371475**	**342659**	**47029**	**48262**	**49806**	**54264**	**29053**
门头沟区	30703	26879	29935	28280	24335	1773	2047	2482	2992	2319
房山区	57045	55335	54920	61901	58822	13314	11920	10871	10405	5916
通州区	69522	79007	85544	93638	78578	2592	3011	3464	5487	2666
顺义区	10293	9499	11096	13189	6370	3415	3905	3944	4312	2207
昌平区	35481	18995	2845	6143	36377	4347	5097	5824	6252	3489
大兴区	29810	28787	26247	33664	41683	8630	8543	9189	10815	5847
怀柔区	15277	17532	19218	31203	24289	3575	3542	3484	3334	1305
平谷区	26671	28365	29058	35481	18995	4764	4743	5144	5302	2157
密云区	36100	38750	42747	46032	37255	2337	2780	2866	2946	1871
延庆区	11868	13206	16572	21944	15955	2282	2674	2538	2419	1276

附表 7 2016—2020 年评价医院感染性资源配置得分

排序*	医疗机构名称	2016 年	2017 年	2018 年	2019 年	2020 年
1	北京大学人民医院	42.73	43.31	43.82	43.82	43.86
2	北京老年医院	39.88	42.75	43.61	43.61	43.41
3	中日友好医院	30.63	34.86	34.86	40.27	40.27
4	北京京煤集团总医院	34.55	34.49	34.59	40.17	34.04
5	北京大学第一医院	39.73	39.73	39.77	39.82	39.35
6	首都医科大学附属北京朝阳医院	35.22	36.80	36.80	39.08	41.22
7	首都医科大学宣武医院	33.78	33.21	33.43	33.78	34.01
8	中国医学科学院北京协和医院	28.63	28.63	32.24	33.31	32.80
9	国家电网公司北京电力医院	33.46	33.28	33.67	33.20	32.85
10	北京大学第三医院	43.22	32.99	32.99	33.18	33.31
11	首都医科大学附属北京潞河医院	32.52	32.48	32.41	32.52	34.21
12	首都医科大学附属北京世纪坛医院	33.52	33.99	33.00	32.42	32.42
13	北京大学首钢医院	30.29	29.93	30.13	32.35	36.23
14	北京丰台医院	34.12	32.32	32.32	32.32	31.10
15	北京市石景山医院	33.21	33.21	30.83	31.40	34.88
16	北京清华长庚医院	22.45	17.66	24.49	30.06	29.41
17	北京市延庆区医院	26.69	28.27	30.00	30.00	31.88
18	北京市大兴区人民医院	28.59	28.17	28.17	29.95	30.66
19	北京博爱医院	28.99	30.29	30.29	29.72	30.76
20	中国航天科工集团七三一医院	37.85	36.05	29.22	28.98	28.00
21	北京积水潭医院	28.87	30.83	21.67	28.89	40.84
22	首都医科大学附属北京安贞医院	25.49	29.35	29.35	28.23	33.74
23	北京市中关村医院	27.96	27.53	28.12	28.18	28.05
24	航空总医院	26.52	28.10	22.43	28.10	31.59

续表

排序*	医疗机构名称	2016 年	2017 年	2018 年	2019 年	2020 年
25	北京航天总医院	32.00	30.21	29.05	27.91	29.47
26	航天中心医院	27.47	27.47	27.47	27.47	27.47
27	民航总医院	25.72	25.25	25.25	27.42	27.42
28	北京市顺义区空港医院	27.29	27.59	26.87	27.29	30.03
29	北京华信医院	27.59	23.70	23.70	27.29	30.25
30	北京市房山区良乡医院	21.85	27.26	28.84	27.26	27.27
31	北京市平谷区医院	32.26	26.42	27.09	26.93	31.63
32	北京市密云区医院	25.96	25.96	26.64	26.81	26.81
33	北京大学国际医院	18.08	32.43	26.76	26.76	27.28
34	北京市昌平区医院	27.52	26.74	26.74	26.74	28.10
35	北京市朝阳区双桥医院	22.25	23.83	25.26	26.58	26.01
36	首都医科大学附属复兴医院	36.45	26.08	26.26	26.26	30.36
37	北京燕化医院	25.16	27.27	25.74	25.94	27.62
38	北京市垂杨柳医院	24.86	25.72	25.72	25.72	26.39
39	北京市丰台区中医医院	16.63	19.61	24.54	24.54	24.54
40	北京市丰台区铁营医院	20.92	24.49	24.49	24.49	26.27
41	北京市顺义区医院	26.41	26.41	24.49	24.49	24.49
42	北京四季青医院	23.56	23.05	23.05	23.05	25.56
43	北京市海淀医院	35.04	35.04	35.51	23.05	23.05
44	首都医科大学附属北京同仁医院	22.64	22.64	22.64	22.64	23.91
45	清华大学医院	21.84	21.84	21.84	21.84	21.84
46	应急管理部应急总医院	27.28	25.70	21.61	21.61	22.35
47	北京市普仁医院	20.85	20.85	20.10	21.14	21.14
48	北京市上地医院	20.14	20.14	20.14	20.14	24.23
49	北京水利医院	13.89	20.14	20.14	20.14	19.61
50	北京市健宫医院	19.65	19.65	19.65	19.65	19.65

续表

排序*	医疗机构名称	2016 年	2017 年	2018 年	2019 年	2020 年
51	北京市房山区第一医院	18.06	18.06	18.81	18.81	18.81
52	首都医科大学附属北京友谊医院	18.57	18.57	18.57	18.57	27.40
53	北京朝阳急诊抢救中心	13.89	18.08	18.08	18.08	13.89
54	清华大学玉泉医院	17.98	17.98	17.98	17.98	17.98
55	北京大学医院	13.89	13.89	17.98	17.98	17.98
56	北京核工业医院	17.98	17.98	17.98	17.98	17.98
57	北京怀柔医院	21.49	21.49	21.49	17.40	28.83
58	北京市第六医院	21.20	21.20	21.20	16.63	17.41
59	北京市昌平区沙河医院	17.40	16.87	16.87	16.58	16.58
60	北京市社会福利医院	22.89	22.89	22.89	16.06	16.06
61	北京丰台右安门医院	16.06	16.06	16.06	16.06	16.06
62	北京市羊坊店医院	24.01	13.89	13.89	15.88	19.98
63	北京市门头沟区医院	16.63	15.88	15.88	15.88	15.88
64	北京小汤山医院	13.89	13.89	13.89	13.89	18.74
65	北京长峰医院	13.89	13.89	13.89	13.89	13.89
66	北京市仁和医院	13.89	13.89	13.89	13.89	13.89
67	北京医院	13.89	13.89	13.89	13.89	13.89
68	北京市西城区展览路医院	13.89	13.89	13.89	13.89	13.89
69	首都医科大学附属北京天坛医院	13.89	20.72	13.89	13.89	32.53
70	北京市第二医院	13.89	13.89	13.89	13.89	13.89
71	北京市通州区新华医院	23.56	23.56	22.64	13.89	13.89
72	北京博仁医院	13.89	13.89	13.89	13.89	18.46
73	北京市平谷岳协医院	13.89	13.89	13.89	13.89	13.89

* 注：以 2019 年各医院得分从高到低排序。

附表 8 2016—2020 年评价医院感染性服务利用得分

排序*	医院名称	2016 年	2017 年	2018 年	2019 年	2020 年
1	北京大学第三医院	49.26	48.93	48.91	49.44	48.06
2	首都医科大学附属北京潞河医院	42.91	48.33	48.68	49.02	46.50
3	北京大学人民医院	44.65	46.56	46.98	48.52	41.87
4	首都医科大学附属北京朝阳医院	48.57	47.96	48.17	48.02	44.72
5	首都医科大学附属北京友谊医院	41.95	40.81	43.27	47.06	45.70
6	中国医学科学院北京协和医院	27.27	27.55	36.55	47.06	40.28
7	北京大学第一医院	40.42	39.68	40.11	44.78	44.35
8	中日友好医院	44.62	43.38	40.65	43.19	40.48
9	北京市房山区良乡医院	40.26	40.04	39.36	43.17	31.48
10	首都医科大学附属北京同仁医院	37.41	38.56	39.38	42.18	37.15
11	北京市平谷区医院	36.16	37.72	39.26	41.57	33.12
12	北京市海淀医院	37.17	39.91	39.11	41.30	36.22
13	北京积水潭医院	37.10	37.38	39.56	41.23	35.32
14	首都医科大学附属北京天坛医院	36.57	35.77	34.72	41.11	35.46
15	北京市垂杨柳医院	33.74	34.71	36.65	39.15	34.67
16	首都医科大学附属北京安贞医院	40.23	38.63	35.85	38.98	32.86
17	首都医科大学附属北京世纪坛医院	39.63	39.10	41.64	38.78	34.98
18	首都医科大学宣武医院	38.04	37.57	39.26	38.76	28.95
19	北京市密云区医院	37.93	32.89	36.90	38.52	36.72
20	民航总医院	30.22	35.38	37.87	38.28	34.37
21	北京市大兴区人民医院	35.50	35.72	34.79	36.76	37.34
22	北京京煤集团总医院	30.79	35.05	36.67	36.74	28.84

续表

排序*	医院名称	2016年	2017年	2018年	2019年	2020年
23	北京市延庆区医院	32.82	33.65	34.95	36.48	30.47
24	航天中心医院	33.51	33.66	33.72	36.23	35.80
25	北京清华长庚医院	21.90	25.43	25.72	35.19	42.28
26	北京怀柔医院	34.82	35.65	35.27	35.10	36.24
27	北京航天总医院	33.89	29.45	31.73	32.47	33.78
28	北京市房山区第一医院	37.45	37.85	38.29	32.12	31.73
29	北京大学国际医院	42.99	41.17	33.64	31.83	29.80
30	北京市石景山医院	23.37	24.20	26.80	30.05	28.46
31	北京老年医院	28.80	29.10	28.10	29.48	21.95
32	北京大学首钢医院	30.26	30.27	31.08	29.43	30.00
33	中国航天科工集团七三一医院	28.35	28.88	27.46	29.25	30.84
34	航空总医院	16.25	30.39	29.57	28.88	28.22
35	北京华信医院	27.37	26.50	26.35	28.61	26.87
36	北京市通州区新华医院	3.65	3.65	11.17	26.78	24.87
37	国家电网公司北京电力医院	26.43	26.39	27.78	26.49	25.04
38	应急管理部应急总医院	24.38	23.03	17.83	25.77	23.04
39	首都医科大学附属复兴医院	30.27	24.09	28.75	25.16	17.70
40	北京市仁和医院	31.01	27.47	24.09	23.95	24.81
41	北京医院	24.30	23.32	26.35	23.74	19.64
42	北京市门头沟区医院	17.76	22.93	22.51	23.62	22.28
43	北京市顺义区空港医院	23.34	23.80	21.68	23.06	20.57
44	北京市顺义区医院	20.28	21.48	22.33	21.83	18.09
45	北京市丰台区中医医院	19.14	19.97	19.06	21.81	15.61
46	北京丰台医院	25.23	25.23	22.89	20.79	20.49
47	北京燕化医院	24.36	22.19	22.29	20.18	24.42
48	北京市昌平区医院	16.04	17.74	17.52	19.85	30.14

续表

排序*	医院名称	2016 年	2017 年	2018 年	2019 年	2020 年
49	北京市普仁医院	11.87	13.22	15.12	17.17	12.65
50	北京丰台右安门医院	8.48	11.31	12.09	16.39	14.56
51	北京四季青医院	9.68	10.39	14.35	16.32	13.14
52	北京市健宫医院	21.32	19.86	19.80	15.69	17.83
53	北京市丰台区铁营医院	16.39	16.27	16.87	15.51	12.26
54	清华大学医院	16.65	16.01	12.48	15.43	12.99
55	北京市第六医院	17.31	15.99	16.23	14.71	12.45
56	北京博爱医院	8.91	10.32	11.80	13.43	19.56
57	北京朝阳急诊抢救中心	12.93	9.90	8.70	13.29	7.21
58	北京市上地医院	12.92	11.38	10.66	12.97	15.30
59	清华大学玉泉医院	7.85	8.55	8.98	12.86	10.18
60	北京市朝阳区双桥医院	11.94	12.37	12.79	11.59	9.19
61	北京水利医院	9.75	12.09	10.67	11.45	8.60
62	北京大学医院	13.97	12.17	10.36	11.34	8.77
63	北京核工业医院	11.45	10.74	11.52	11.03	7.78
64	北京市昌平区沙河医院	8.27	8.34	9.26	9.75	8.41
65	北京市中关村医院	15.40	12.80	10.11	9.61	13.57
66	北京市第二医院	11.77	10.06	9.15	9.23	7.90
67	北京市社会福利医院	10.03	9.25	8.68	8.72	7.82
68	北京博仁医院	7.64	3.89	6.44	6.79	5.73
69	北京小汤山医院	7.35	6.22	6.51	6.15	4.32
70	北京长峰医院	4.74	7.07	5.94	6.01	8.20
71	北京市平谷岳协医院	7.99	9.47	6.72	5.02	4.46
72	北京市西城区展览路医院	5.59	6.58	5.52	4.10	6.08
73	北京市羊坊店医院	3.65	3.65	3.65	3.65	5.38

注：以 2019 年各医院得分从高到低排序。

附表 9　2019 年全市综合医院诊疗能力评价象限图标签对应医院名称

象限	标签	医院名称
第一象限 （资源配置高、服务利用高）	1	北京大学人民医院
	2	首都医科大学附属北京朝阳医院
	3	北京大学第一医院
	4	中日友好医院
	5	北京大学第三医院
	6	首都医科大学附属北京潞河医院
	7	中国医学科学院北京协和医院
	8	北京京煤集团总医院
	9	北京老年医院
	10	首都医科大学宣武医院
	11	首都医科大学附属北京世纪坛医院
	12	北京市房山区良乡医院
	13	北京积水潭医院
	14	北京市平谷区医院
	15	首都医科大学附属北京安贞医院
	16	北京市大兴区人民医院
	17	北京市延庆区医院
	18	民航总医院
	19	北京市密云区医院
	20	北京清华长庚医院
	21	北京市垂杨柳医院
	22	航天中心医院
	23	北京大学首钢医院
	24	北京市石景山医院
	25	北京航天总医院
	26	国家电网公司北京电力医院

续表

象限	标签	医院名称
	27	北京大学国际医院
	28	中国航天科工集团七三一医院
	29	航空总医院
	30	北京华信医院
第二象限（资源配置低、服务利用高）	31	首都医科大学附属北京友谊医院
	32	首都医科大学附属北京同仁医院
	33	北京市海淀医院
	34	首都医科大学附属北京天坛医院
	35	北京怀柔医院
	36	北京市房山区第一医院
	37	北京市通州区新华医院
第三象限（资源配置低、服务利用低）	38	应急管理部应急总医院
	39	北京市丰台区中医医院
	40	北京市顺义区医院
	41	北京市丰台区铁营医院
	42	北京市门头沟区医院
	43	北京四季青医院
	44	北京市普仁医院
	45	北京市仁和医院
	46	北京医院
	47	清华大学医院
	48	北京市健宫医院
	49	北京市上地医院
	50	北京丰台右安门医院
	51	北京水利医院
	52	北京朝阳急诊抢救中心

续表

象限	标签	医院名称
	53	北京市第六医院
	54	清华大学玉泉医院
	55	北京大学医院
	56	北京核工业医院
	57	北京市昌平区沙河医院
	58	北京市社会福利医院
	59	北京市第二医院
	60	北京博仁医院
	61	北京小汤山医院
	62	北京长峰医院
	63	北京市羊坊店医院
	64	北京市平谷岳协医院
	65	北京市西城区展览路医院
第四象限（资源配置高、服务利用低）	66	北京丰台医院
	67	首都医科大学附属复兴医院
	68	北京市顺义区空港医院
	69	北京市昌平区医院
	70	北京燕化医院
	71	北京博爱医院
	72	北京市朝阳区双桥医院
	73	北京市中关村医院

附表 10 HRG-PHE 系列管理指南外审评议结果

领域	指南名称	内容适宜[人数比%]		指南整体评定（平均分）		
		工作目标	行动方案	必要性	可操作性	可推广性
组织体系	领导指挥应急组织体系响应指南	100	70	5.00	4.20	4.40
	医院感染防控应急工作管理体系响应指南	80	60	4.00	3.40	3.60
	科研攻关应急工作管理体系响应指南	100	100	4.00	3.60	3.40
	应急管理制度体系响应指南	80	80	3.80	3.40	3.40
	医疗救治应急管理体系响应指南	80	70	4.00	3.40	3.40
医疗救治	发热门诊的响应指南	100	64	4.86	4.57	4.57
	门急诊部门的响应指南	100	71	4.71	4.57	4.57
	手术部门的准备指南	100	82	4.86	4.29	4.43
	器官捐献与获取工作的响应指南	100	93	4.43	4.14	4.29
	新发传染病康复患者出院随访管理指南	86	86	4.43	4.71	4.43
空间管理	传染病医院建筑布局准备指南	67	67	5.00	4.67	5.00
	综合医院病区调整响应指南	67	33	5.00	5.00	5.00
人员装备管理	医务人员内部调配准备指南	100	75	4.50	4.00	4.33

续表

领域	指南名称	内容适宜[人数比%]		指南整体评定（平均分）		
		工作目标	行动方案	必要性	可操作性	可推广性
	外派人员应急调配准备指南	100	92	4.50	4.00	3.83
	医疗设备及物资应急调配准备指南	100	92	4.50	4.17	4.17
培训演练	重大传染病疫情医院应急培训响应指南	100	63	5.00	4.75	4.75
	突发公共卫生事件医院应急处置演练准备指南	75	83	5.00	4.75	4.75